Frauenärztliche Taschenbücher

Herausgeber: Wolfgang Straube und Thomas Römer

Meinem Lehrer
Prof. Dr. G. Göretzlehner
zum 70. Geburtstag gewidmet

Thomas Römer

Hysteroskopischer Wegweiser für Gynäkologen

2. Auflage

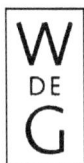

W
DE
G

Walter de Gruyter
Berlin · New York

Professor Dr. med. Thomas Römer
Evangelisches Krankenhaus
Köln-Weyertal gGmbH
Weyertal 76
50931 Köln
Thomas.Roemer@EVK-Koeln.de

Das Buch enthält 134 Abbildungen und 6 Tabellen.

ISBN 978-3-11-019061-8

Bibliografische Information der Deutschen Nationalbibliothek
Die Deutsche Nationalbibliothek verzeichnet diese Publikation in
der Deutschen Nationalbibliografie; detaillierte bibliografische Daten
sind im Internet über http://dnb.d-nb.de abrufbar.

Vorwort zur 2. Auflage

Nachdem an der Universitäts-Frauenklinik Greifswald die hysteros-kopische Diagnostik und Therapie Anfang der 90er Jahre sich zu einem Hauptschwerpunkt in Klinik und Forschung entwickelt hat und bei den traditionellen Greifswalder Hysteroskopietagen Hun-derte von Gynäkologen in der Hysteroskopie ausgebildet wurden, lag es nahe, diese umfangreichen Erfahrungen weiterzugeben. So entstand die Idee für einen „Hysteroskopischen Wegweiser für Gynäkologen", der 1996 gemeinsam mit Herrn Prof. Straube he-rausgegeben wurde. Dies war zugleich die Geburtsstunde der Frauenärztlichen Taschenbücher, die in kurzer prägnanter und bildhafter Form wichtige Teilgebiete unseres Faches widerspiegeln sollen.

Nach mehr als 10 Jahren hat sich die Hysteroskopie weiterent-wickelt und so ist jetzt eine 2. Auflage entstanden, die die neues-ten Aspekte der diagnostischen Hysteroskopie in der Praxis bein-haltet.

Die 2. Auflage soll dazu beitragen, die diagnostische Hysterosko-pie noch weiter als Methode in Praxis und Klinik zu verbreiten.

Danken möchte ich allen, die mich bei der Fertigstellung des Manuskriptes unterstützt haben. Ich danke Frau Timm für das Schreiben des Manuskriptes und Frau Dr. Kowalski und Frau Dobler vom Verlag Walter de Gruyter, die mich bei der 2. Auf-lage ausgezeichnet berieten und auf meine Wünsche eingegan-gen sind.

Köln, im November 2007   Prof. Dr. med. Thomas Römer

Inhalt

1. Einleitung

Die Hysteroskopie hat sich in den letzten zwei Jahrzehnten zur Diagnostik und Therapie intrauteriner Erkrankungen etabliert. Das Indikationsspektrum hat sich ständig erweitert, so dass die Methode heute zum Standard in der Gynäkologie gehört. Mit der Entwicklung dünnlumiger Optiken ist die Hysteroskopie nicht nur in der Klinik, sondern auch in der gynäkologischen Praxis ohne Narkose bei vielen Indikationen durchführbar. Auf die Aspekte der ambulant anwendbaren diagnostischen Hysteroskopie wird deshalb besonders eingegangen.

Die Hysteroskopie stellt im diagnostischen Vorgehen bei Sterilität und Blutungsstörungen nur einen Bestandteil dar. In den fallorientierten Darstellungen wird diese Methode daher in der 2. Auflage des Hysteroskopischen Wegweisers zwischen Anamnese, Sonographie, Histologie und Therapie integriert.

Der vorliegende Wegweiser soll dem Gynäkologen beim Erlernen der diagnostischen Hysteroskopie Begleiter und Ratgeber sein.

2. Historisches

Die erste Hysteroskopie wurde 1869 von PANTALEONI im englischen Journal The Medical Press beschrieben. Der Frankfurter Arzt BOZZINI, der 1804 den so genannten Lichtleiter konstruiert hatte, sprach bereits von der Möglichkeit der Gebärmutterspiegelung.

Im folgenden Jahrhundert fehlte es nicht an Versuchen, die Hysteroskopie als Methode gynäkologischer Diagnostik zu etablieren. Den entscheidenden Aufschwung hat die Hysteroskopie LINDEMANN zu verdanken, dem es in den 70er Jahren des 20. Jahrhunderts gelang, die CO_2-Hysteroskopie als Methode zu vervollkommnen. Mit der Möglichkeit, auch therapeutische Hysteroskopien durchzuführen, sowie durch zahlreiche technische Detailverbesserungen erlebt die Methode nun die verdiente Verbreitung.

In den letzten Jahrzehnten wurden die Anwendungsmöglichkeiten der Hysteroskopie insbesondere im Bereich der Diagnose von Blutungsstörungen durch den Einsatz auch von flüssigem Distensionsmedium weiter ausgebaut. Durch dünnlumige Optiken und hochwertige Kamerasysteme wird eine hohe Bildqualität erreicht. Die Entwicklung von kompakten Systemen für die Anwendung in der Praxis (Telepack) wird zu einer noch größeren Verbreitung der Methode führen.

3. Indikationen zur diagnostischen Hysteroskopie

1. Blutungsstörungen
2. Diagnostik und Staging von Endometriumkarzinomen
3. Abklärung sonographisch auffälliger Endometriumbefunde
4. Sterilität/Infertilität
5. Kontrolle nach intrauterinen Eingriffen (Intrauterine Adhäsiolysen, Septumdissektionen, Abortkürettagen, Kürettagen post partum oder im Wochenbett)
6. Kontrolle nach medikamentöser Therapie von Endometriumhyperplasien
7. Lost IUP/IUS

4. Instrumentarium und Distensionsmedium

1. obligatorisch:
   - Hysteroskop (30°-Optik), ggf. mit Spülschaft
   - Distensionsmedium
   - Lichtquelle
   - (selbsthaltende) Spiegel

2. fakultativ:
   - Videodokumentation
   - Kugelzange
   - Sonde/Hegarstifte
   - kleine Kürette zur Endometriumbiopsie

Merke: Die diagnostische Hysteroskopie ist mit einer 30°-Winkeloptik optimal möglich.

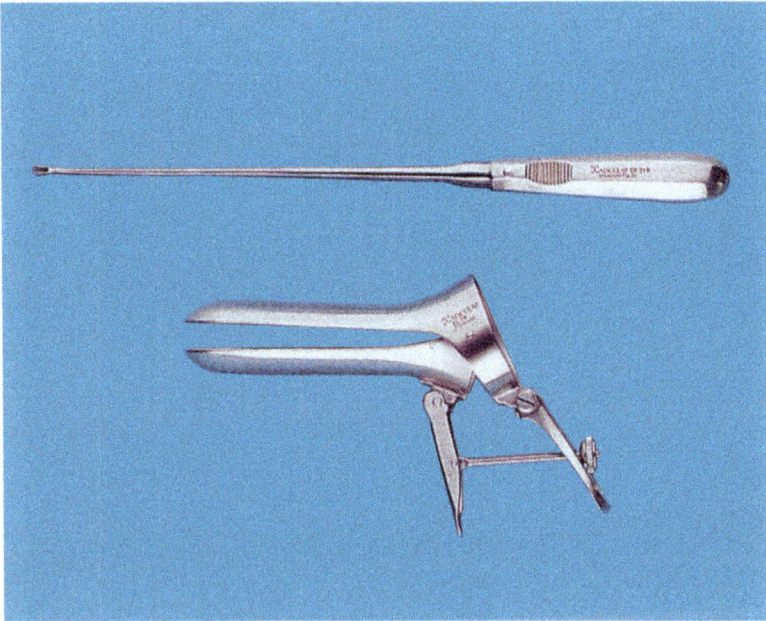

Kleine Kürette für die Target-Kürettage bzw. Endometrium-Biopsie bei der ambulanten diagnostischen Hysteroskopie. Selbsthaltende Schnabelspekula (in unterschiedlichen Größen verfügbar).

Merke: Eine histologische Sicherung ist mit dieser Kürette ohne weitere Dilatation der Zervix möglich.

Merke: Selbsthaltende Spekula sind für die ambulante Hysteroskopie besonders zu empfehlen, da auf eine Fixierung der Zervix mit einer Kugelzange meist verzichtet werden kann.

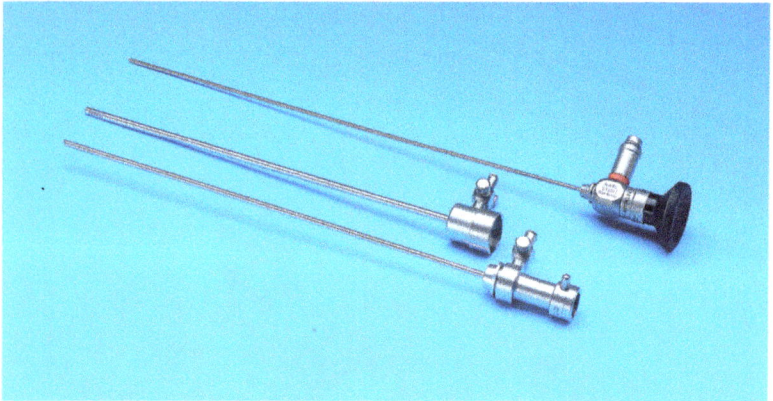

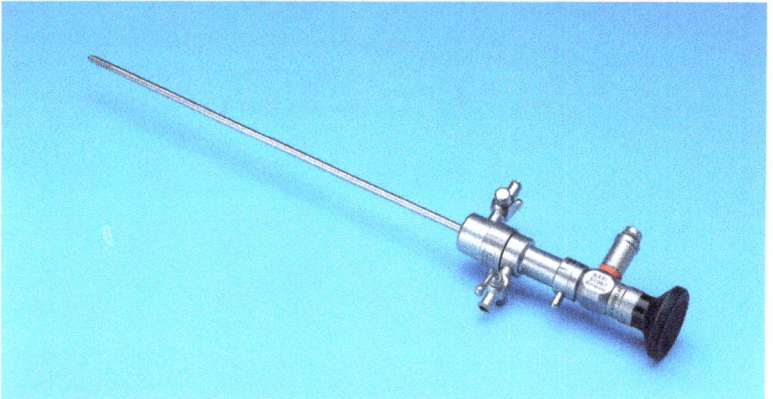

Diagnostisches Hysteroskop (2 mm-30°-Optik), mit 2,8-mm-Diagnostikschaft und 3,6-mm-Spülschaft mit Dauerspülmöglichkeit.

Merke: Der Spülschaft ist besonders geeignet bei frischer Blutung ex utero oder Koagel in utero zum Freispülen des Cavum uteri.

Merke: Ein Spüleffekt kann auch erreicht werden, wenn die Zervix weiter dilatiert wird (Hegar 8), so dass der Abfluss über den erweiterten Zervikalkanal erfolgt.

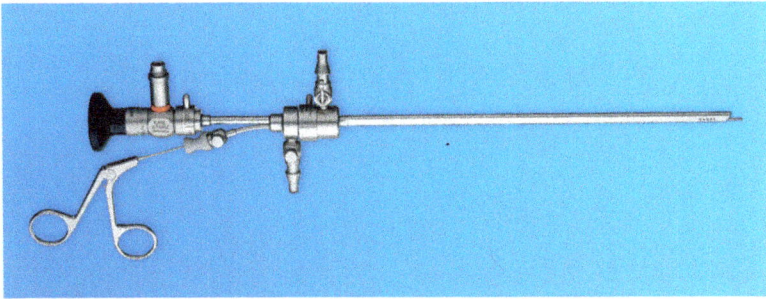

Bettocchi-Hysteroskop mit Arbeitskanal für semirigide Instrumente (Biopsiezange, Fasszange, Schere) und Dauerspülschaft, Optik 2 mm, Außendurchmesser 4,2 mm.

Merke: Die kleinen Instrumente sind nur geeignet zur Biopsie von fokalen Läsionen, zur Abtragung kleiner Polypen, IUP-Extraktion und Durchtrennung intrauteriner Adhäsionen Grad 1 und 2.

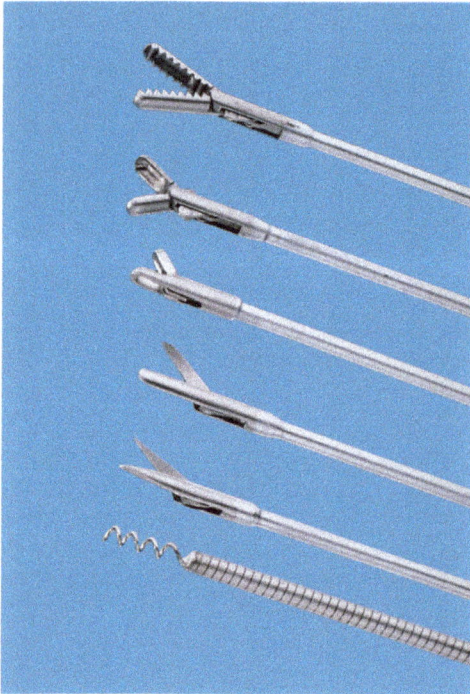

Semirigide Instrumente für Bettocchi-Hysteroskop.
1. Biopsie- und Fasszange
2. Biopsie-Löffelzange
3. Stanze
4. Stumpfe Schere
5. Spitze Schere
6. Myom-Fixationsinstrument

Merke: Beim Einsatz des Arbeitsschaftes bei der nicht narkotisierten Patientin ist gelegentlich eine Lokalanästhesie empfehlenswert.

Merke: Die aus der Biopsie gewonnenen Gewebeteile sind meist sehr klein, ggf. muss dann eine Strichkürette zum Einsatz kommen.

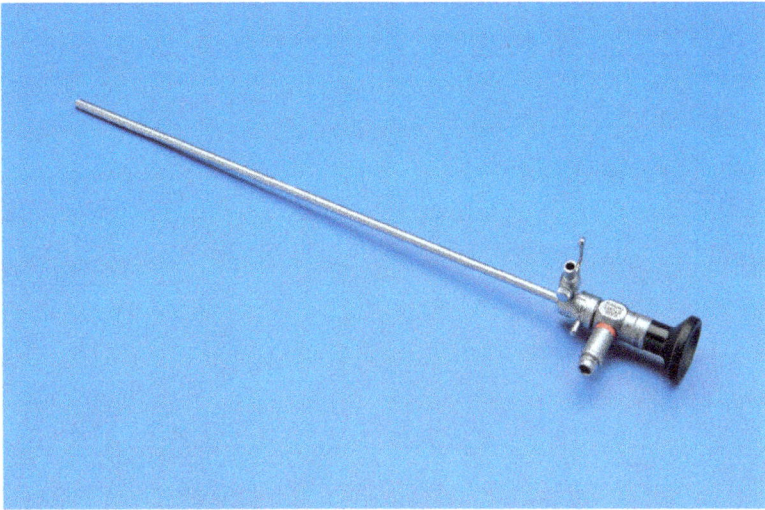

Diagnostisches Standardhysteroskop, 4 mm-30°-Optik und 5,1 mm Außendurchmesser (ohne Spülschaft).

Merke: Bei Patientinnen mit Zervixstenose kommt in erster Linie die Minihysteroskopie zum Einsatz.

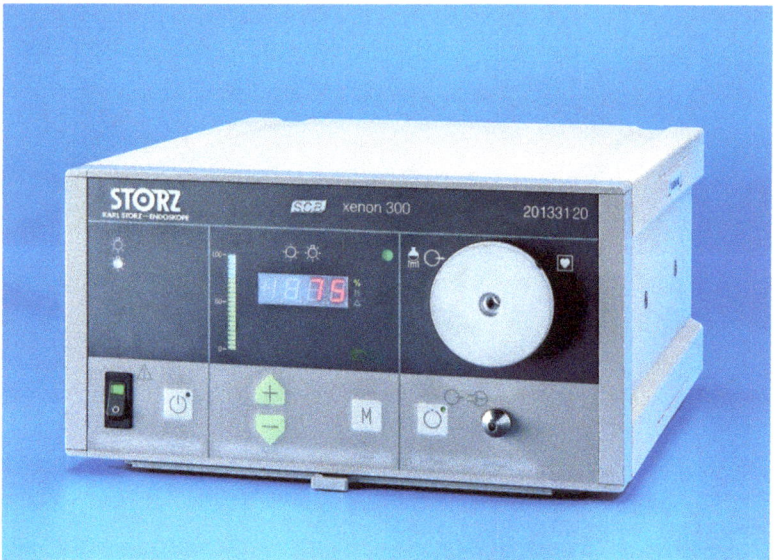

Xenon-Lichtquelle mit einer Leistung bis 300 Watt.

Merke: Eine leistungsstarke Lichtquelle erhöht die diagnostische Sicherheit.

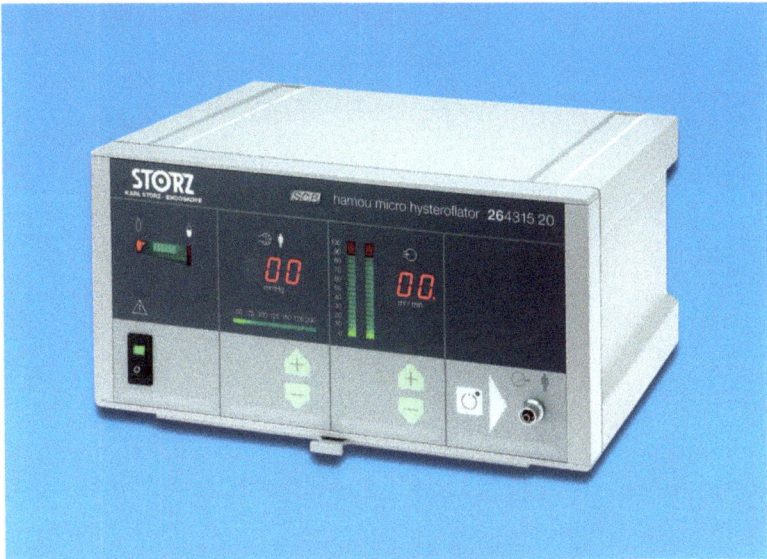

HAMOU-Mikro-Hysteroflator zur CO_2-Hysteroskopie.
Links: digitale CO_2-Druckanzeige (in mmHg)
Rechts: digitale CO_2-Flowanzeige (in ml/min)

Merke: CO_2-Insufflatoren sind drucklimitiert auf 200 mmHg.

Merke: Geräte zur CO_2-Insufflation für die Laparoskopie (Lapa-
romat) dürfen **auf keinen Fall** zur Hysteroskopie verwendet
werden.

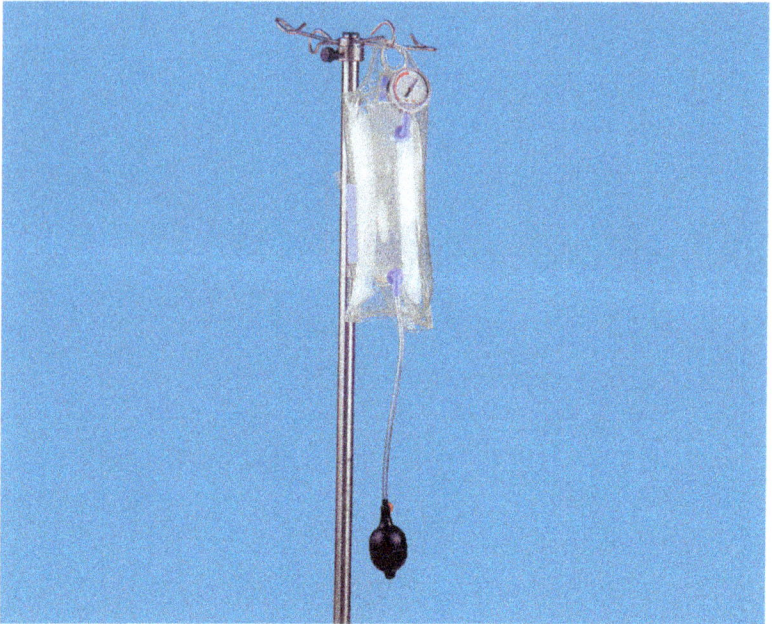

Druckmanschette für die diagnostische Flüssigkeitshysteroskopie für 1-l-Flüssigkeitsbeutel (meist genutzt isotonische Natriumchloridlösung). Der Druck auf der Manschette wird zumeist auf 150 mmHg (bis max. 200 mmHg) eingestellt.

Merke: Bei erschwerter Zervikalkanalpassage ist eine kurzzeitige Druckerhöhung zu empfehlen, da dadurch die Öffnung des Zervikalkanals und damit die Passage erleichtert wird.

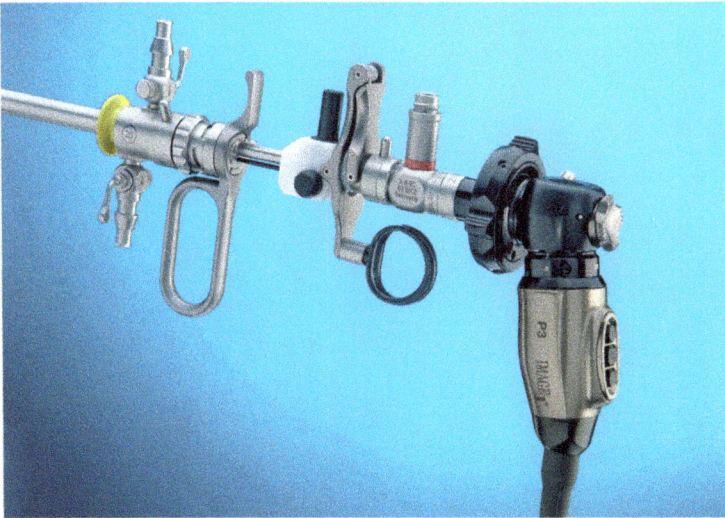

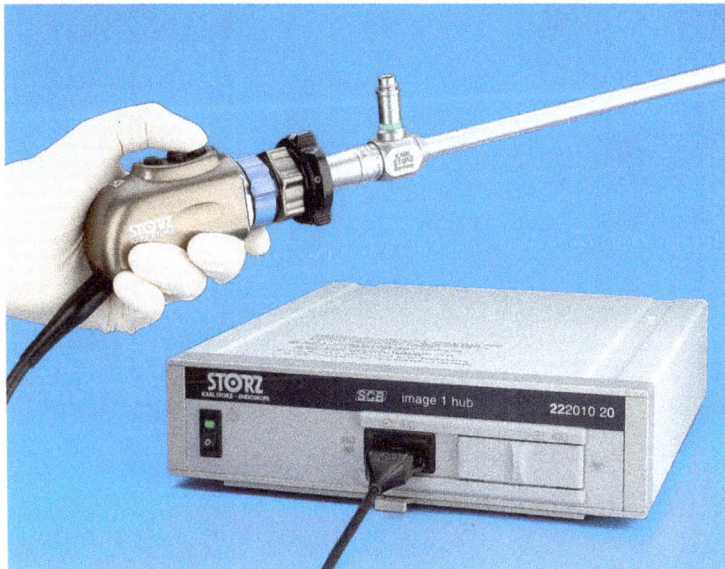

Videokamera Image 1 (digitale 3-Chip-Kamera) mit Pendelkopf sowie Image 1 (Standardkopf) mit Steuergerät.

Vorteil: Die Pendelkamera bleibt auch bei Bewegung in der Achse und die Orientierung wird so erleichtert.

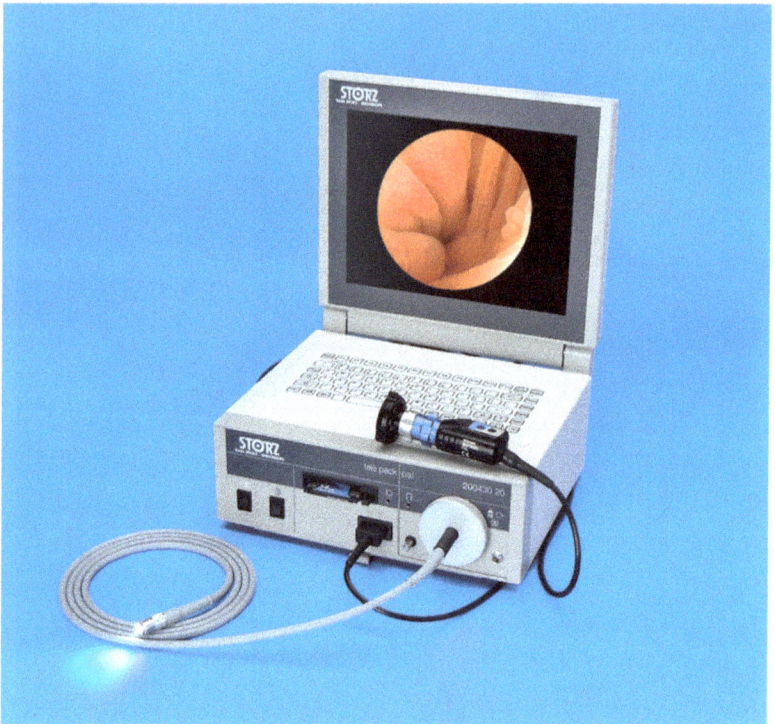

Telepack-System mit angeschlossenen Videokamerakopf (Telekam) und Lichtkabel.

Vorteile des Telepack-Systems:

— mobil einsetzbar
— platzsparend
— multifunktional
  Lichtquelle, Bildschirm, Kamera, Dokumentation in einer
  Einheit
— Video- und Fotodokumentation möglich
— kostengünstig

Tab. 1: Vergleich zwischen CO_2- und Flüssigkeitshysteroskopie

	CO_2-Hysteroskopie	Flüssigkeits-hysteroskopie
1. Übersichtsbild	sehr klar	klar
2. Apparativer Aufwand	größer	gering
3. Handhabung	einige Übung erforderlich	einfach
4. Risiko der Dissemination (Infektion, Tumorzellen)	sehr gering	etwas größer
5. Diagnostik von Blutungsstörungen	eingeschränkt (bei aktueller Blutung)	sehr gut
6. Sterilitätsdiagnostik	sehr gut	gut

Merke: Insbesondere in der Diagnostik von Blutungsstörungen ist die Flüssigkeitshysteroskopie zu bevorzugen.

Merke: Die Flüssigkeitshysteroskopie hat den Vorteil, dass eine Kontrolle des Cavums nach mechanischer Polypentfernung oder fraktionierter Abrasio möglich ist.

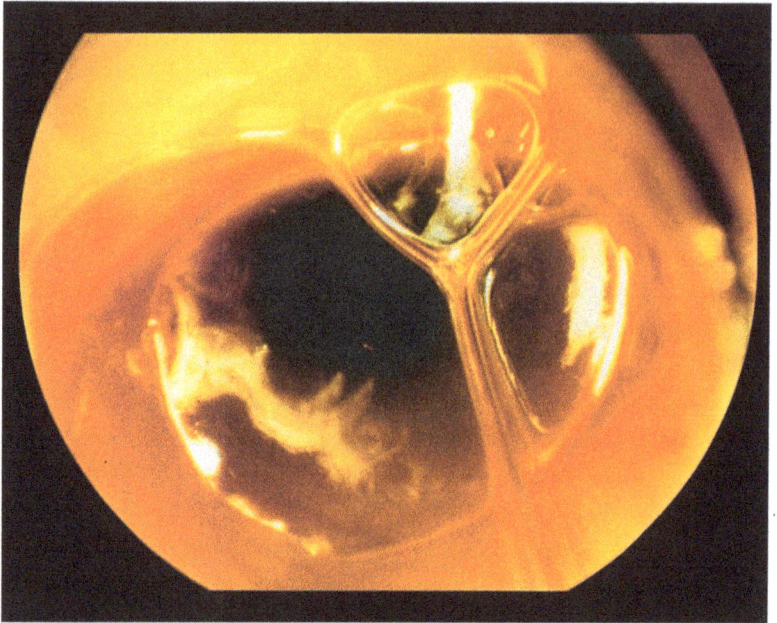

Hysteroskopie-Befund: Zervikalkanalpassage bei einer CO_2-Hystero-skopie. Weitere Vorwärtsbewegung des Hysteroskopes in Richtung der Gasbläschen.

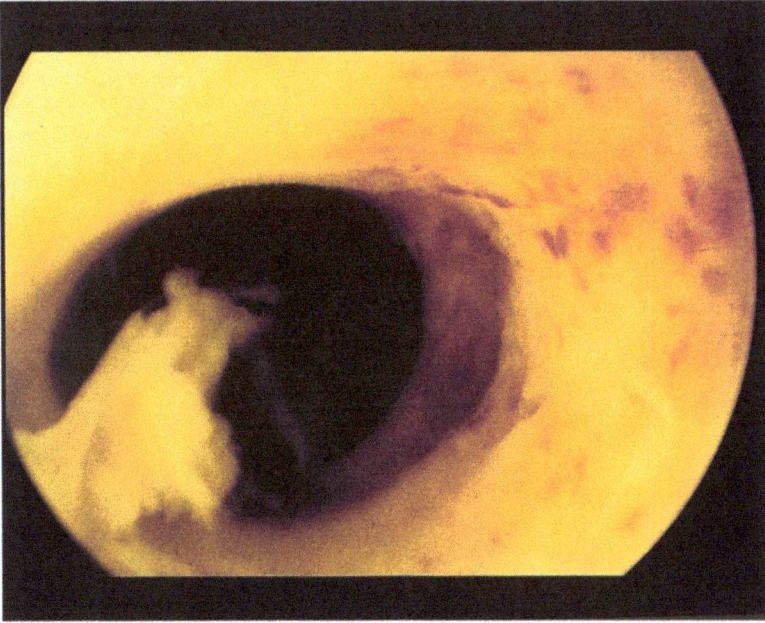

Hysteroskopie-Befund: Zervikalkanalpassage bei der Flüssigkeitshysteroskopie. Deutliche Darstellungdes Zervikalkanales bei weiterer Vorwärtsbewegung des Hysteroskopes in Richtung Cavum.

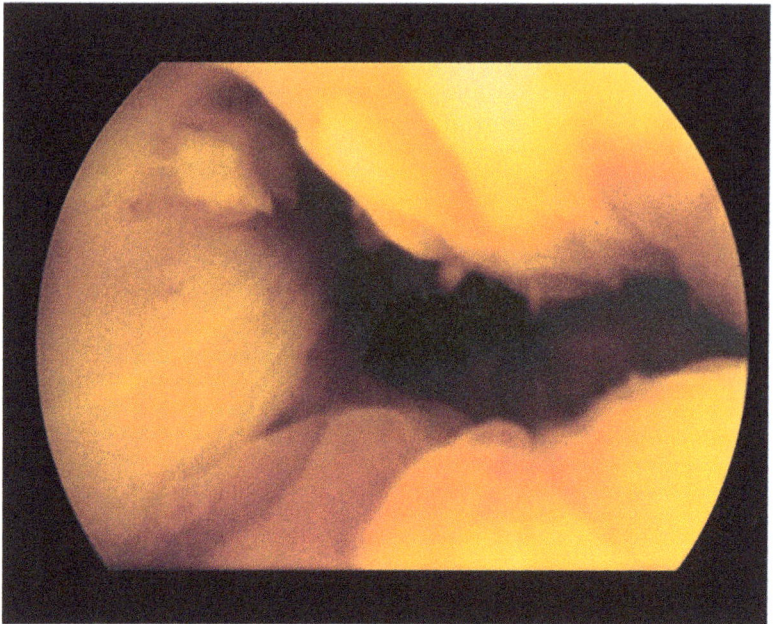

Hysteroskopie-Befund nach Aufsetzen des Hysteroskopes auf den äußeren Muttermund.

Merke: Durch Zufuhr des Distensionsmediums kommt es zur Entfaltung des Zervikalkanals und die Passage mit dem Hysteroskop wird möglich.

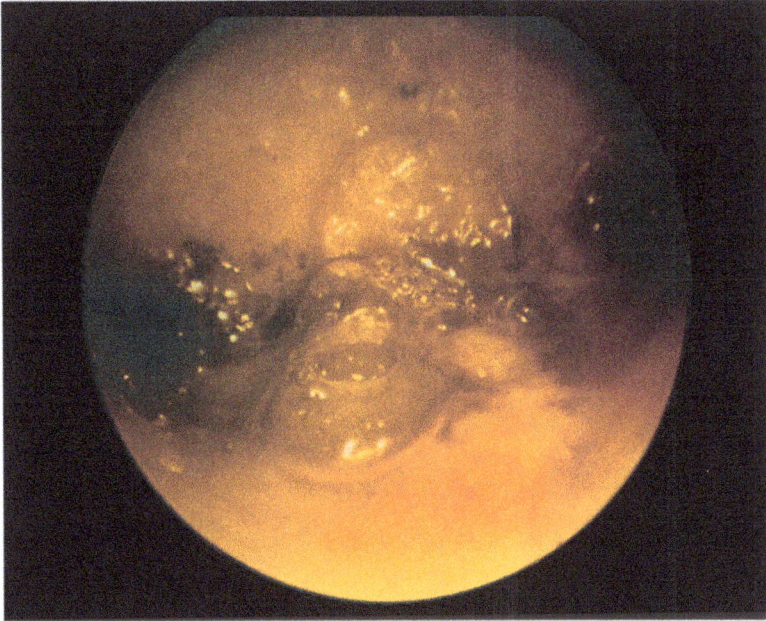

Hysteroskopie-Befund (Distensionsmedium CO_2): Regelrechtes Cavum mit atrophem Endometrium.
Übersichtshysteroskopie: Fundus, Hinterwand und Tubenecke beidseits gut einsehbar
Nachteil: Gasbläschen schränken die Beurteilung der Cavumhinterwand ein

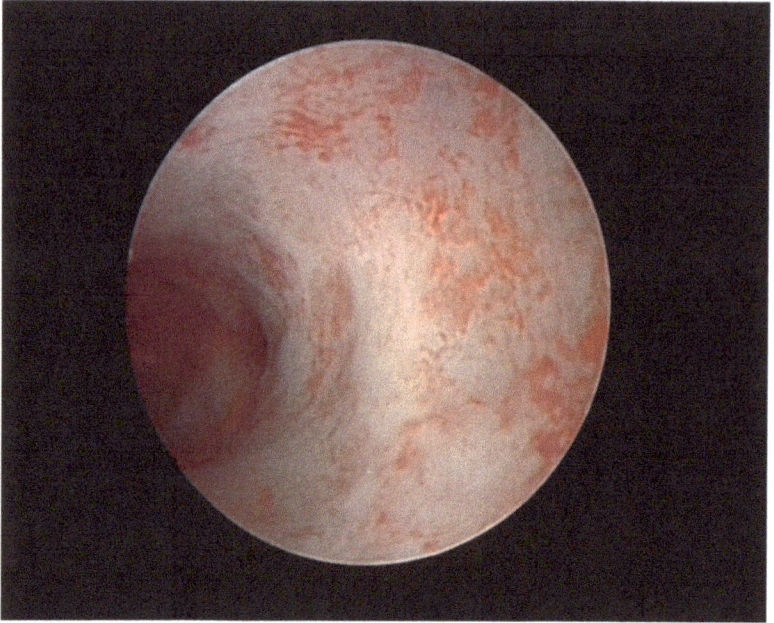

52-jährige Patientin

1. Klinische Diagnose	Zervixstenose
2. Anamnese	Zervixstenose, Zytologieentnahme nicht möglich
3. Sonographie	Endometriumdicke: 6 mm
4. Hysteroskopie	**Cavum regelrecht nach Zervixdilatation**
5. Therapie	Zervixdilatation, fraktionierte Abrasio
6. Histologie	Atrophes Endometrium, Zervix unauffällig

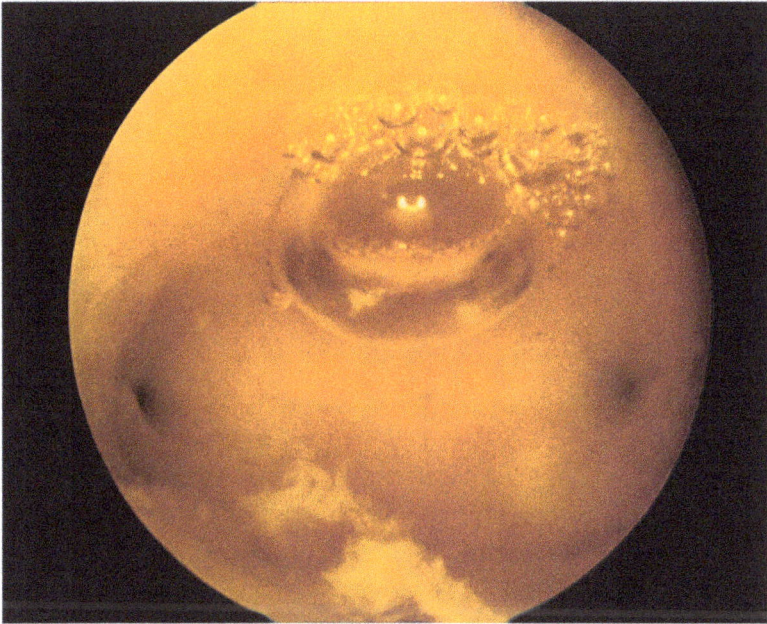

Hysteroskopie-Befund: Regelrechtes Cavum mit unauffälligem Endometrium; Beurteilung bei der Flüssigkeitshysteroskopie durch Luftbläschen an der Vorderwand erschwert.

Merke: Intrakavitäre Luftbläschen sind durch Beachtung der
Luftleere im Zufuhrschlauch für das Distensionsmedium bei der
Flüssigkeitshysteroskopie vermeidbar.

5. Untersuchungsablauf und -techniken

Untersuchungsablauf der diagnostischen Hysteroskopie

- Palpation/Sonographie
- Scheidendesinfektion
- Spiegeleinstellung
- (Kugelzange)
- Hysteroskop ansetzen (auf Luftleere im Zufuhrschlauch achten!)
- Passage des Zervikalkanals unter Sicht
- Übersichtshysteroskopie
- Beurteilung des Fundus und der Ostien
- Beurteilung der Cavumwände
- Beurteilung des Zervikalkanals beim Entfernen des Hysteroskopes
- Biopsie (gezielt/Strichbiopsie) bzw. fraktionierte Abrasio

Merke: Bei der Hysteroskopie sind die Tubenostien die wichtigsten Orientierungspunkte (Landmarker) im Cavum uteri.

Technik

Endometriumläsionen sind möglichst zu vermeiden, deshalb gilt als Grundsatz:

Merke: Das Hysteroskop ist stets das erste Instrument im Zervikalkanal.

Merke: Die Sondierung des Cavum uteri und Dilatation des Zervikalkanals mit Hegarstiften sollte möglichst erst nach hysteroskopischer Inspektion des originären Cavums erfolgen.
Ausnahme: Zervixstenose.

Problemsituationen der diagnostischen Hysteroskopie

1. Nullipara
2. Craurosis fornicis
3. Zustand nach Konisation
   Lösung:
   — dünneres Hysteroskop (2 mm Hysteroskop)
   — lokale Prostaglandinapplikation
   Nachteile der lokalen Prostaglandinapplikation:
   — Nebenwirkungen (gastrointestinal)
   — Blutungen behindern Sicht
   — Gefahr der Via falsa wegen Auflockerung der gesamten Zervix
   — zusätzliche Kosten

Merke: Die lokale Prostaglandingabe ist nur selten notwendig. Der Einsatz von Minihysteroskopen ist bei Zervixstenose die Therapie der 1. Wahl.

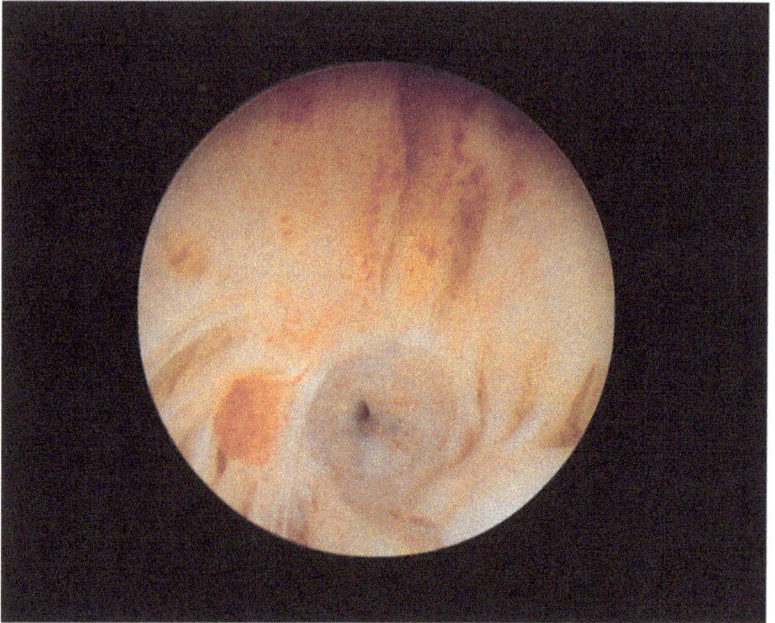

Hysteroskopie-Befund: Bei weiterer Vorwärtsbewegung des Hystero-skopes wird eine Stenose des Ostium cervicis internum sichtbar. Passage hier nur nach Dilatation bis Hegar 5 möglich.

Merke: Zervixstenosen (meist am inneren Muttermund) lassen sich hysteroskopisch genau verifizieren und gezielt dilatieren.

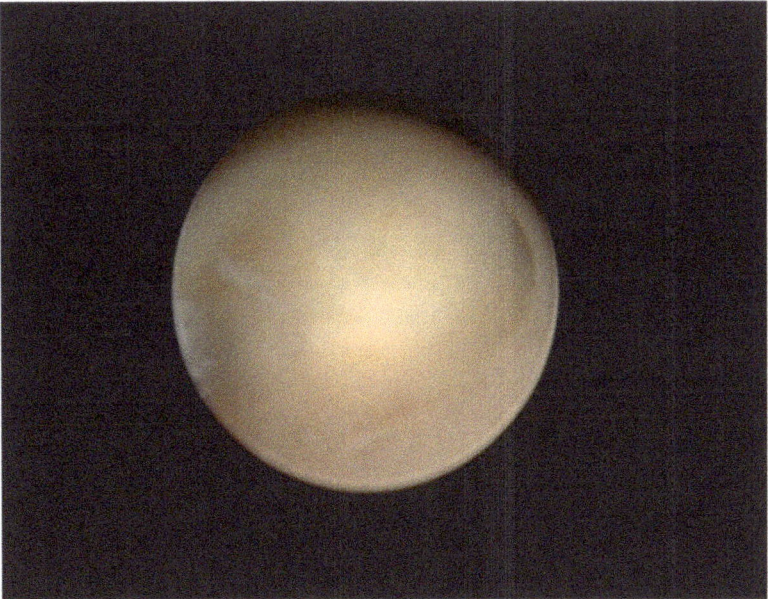

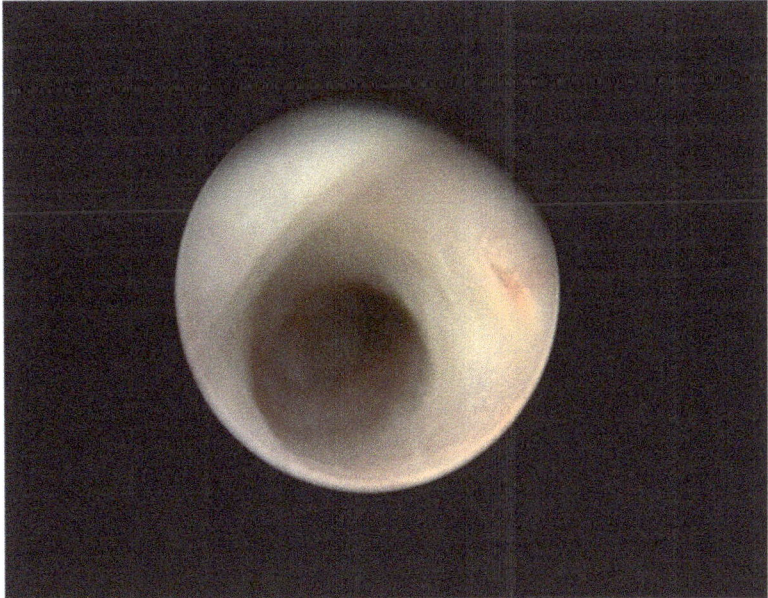

52jährige Patientin

1. Klinische Diagnose	Zervixstenose, Unterbauchbeschwerden
2. Anamnese	Zervixstenose, keine Zytologie möglich, gelegentliche Unterbauchbeschwerden
3. Sonographie	Endometriumdicke: 3 mm (Sekretstau in der Zervix, Mucozervix)
4. Hysteroskopie	**Mucozervix, Zervixstenose Cavum regelrecht, Ostien frei**
5. Therapie	Zervixdilatation Fraktionierte Abrasio
6. Histologie	Atrophes Endometrium, Zervix unauffällig

Optimaler Untersuchungszeitpunkt

1. Bei Sterilität- und Infertilitätspatienten: unmittelbar postmenstruell.
2. Bei perimenopausalen Patienten mit Blutungsstörungen: möglichst postmenstruell.
3. Bei postmenopausalen Patienten: so früh wie möglich nach der Blutung.

Lokalanästhesie

Indikation
1. Zervixstenose
2. Craurosis fornicis
3. Nullipara
4. Notwendigkeit des Einsatzes eines 7-mm-Hysteroskopes mit Arbeitskanal.

Lokalanästhesie

Parazervikalblock

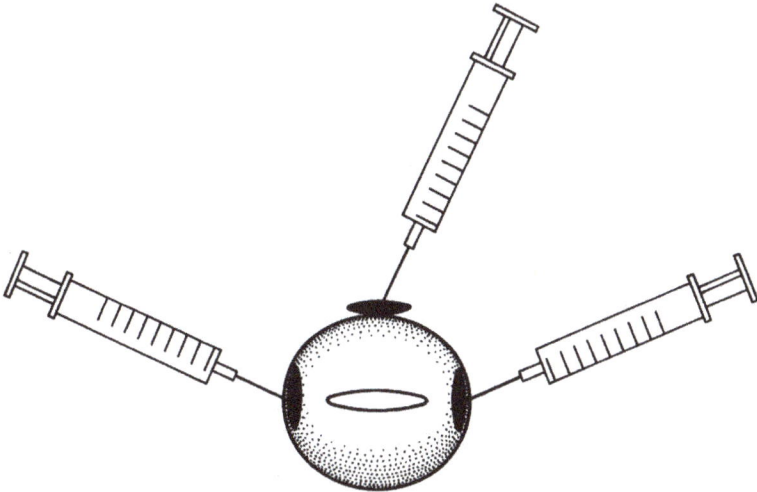

Depot unter die Scheidenhaut für Kugelzange
Je 5 ml eines Lokalanästhetikums
parazervikal injizieren

Merke: Vor der Injektion stets Aspiration, um intravasale **Injektion zu vermeiden.**

Merke: Wirkungseintritt der Lokalanästhesie abwarten (3–5 Minuten) vor weiteren Manipulationen.

Merke: Mit der Entwicklung dünner Hysteroskope ist die Lokalanästhesie bei ambulanten Hysteroskopien nur noch selten notwendig.
(Das Schmerzempfinden bei der Injektion ist meist größer, als das bei der Passage des Zervikalkanals mit dem Minihysteroskop.)

Erlaubte Bewegungen des Hysteroskopes bei der nichtnarkotisierten Patientin

1. Vor- und Rückwärtsbewegung
2. Drehbewegungen unter Ausnutzung der 30°-Winkeloptik

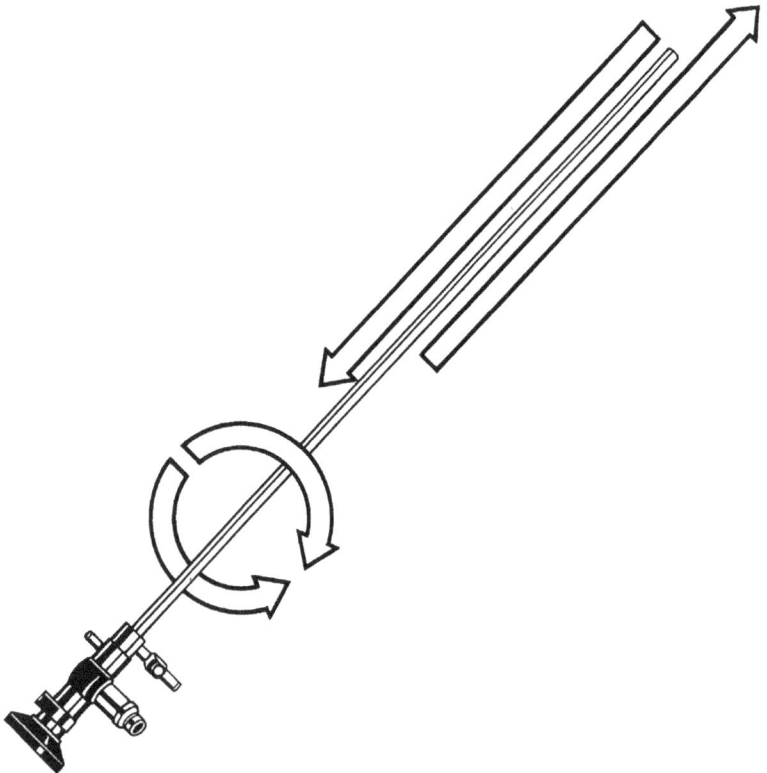

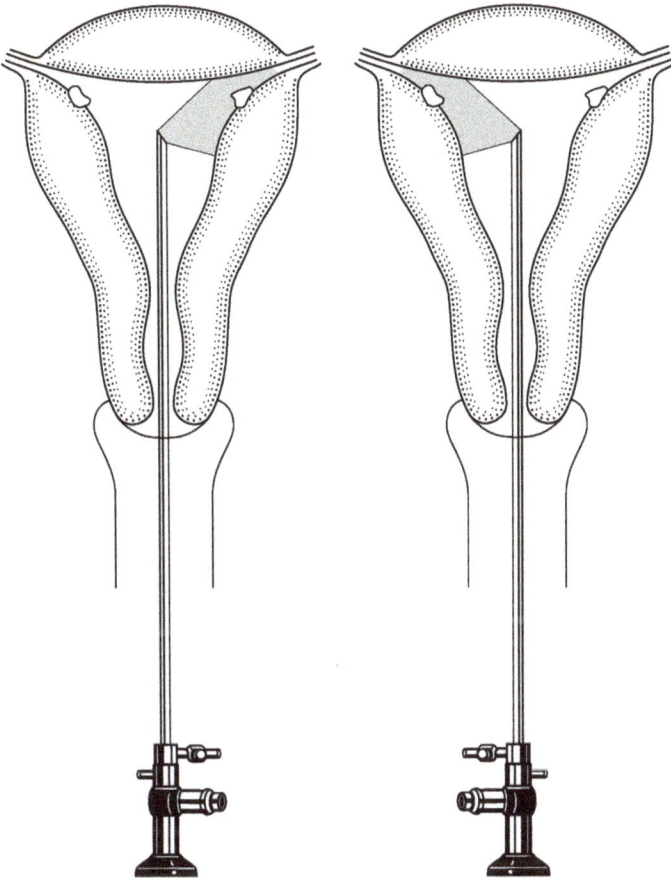

Merke: Mit diesen beiden Bewegungsabläufen lassen sich 95 % aller Uteruskavitäten vollständig beurteilen.

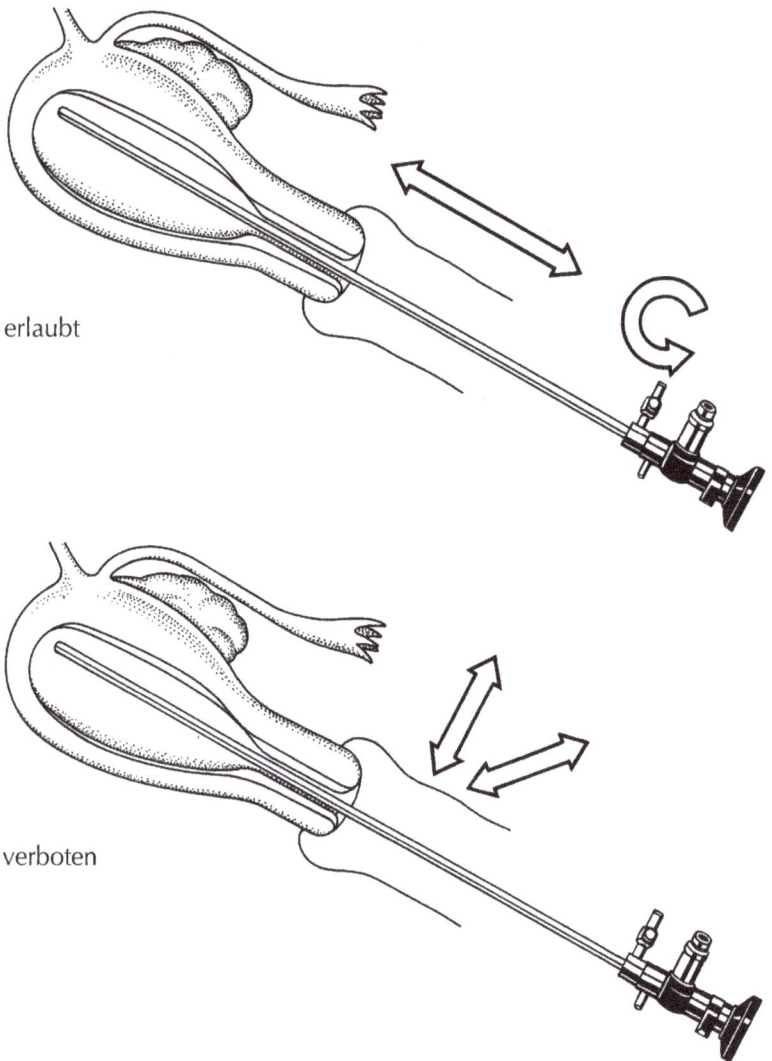

erlaubt

verboten

Merke: Vermeide Horizontal- und Vertikalbewegungen des Hysteroskopes, da dies für die nicht narkotisierte Patientin schmerzhaft ist.

Beschreibung eines Hysteroskopie-Befundes

1. **Zervix:** Weite, Schleimhautbeschaffenheit, Pathologie (z. B. CK-Polyp)

2. **Corpus:** Größe (Länge, Breite, Symmetrie)
   - Endometriumdicke (Test mit Hysteroskopieschaft) Endometrium-Schiebe-Test
   - Vaskularisation (freiverlaufende Gefäße)
   - Lokale Veränderung (Polyp, Hyperplasie)
   - Myome (submukös / intramural) Gradeinteilung
   - Ostien offen / verklebt (Landmarker der Hysteroskopie)

Merke: Die Beschreibung von Hysteroskopiebefunden sollte insbesondere **bei pathologischen Veränderungen ausführlich erfolgen.**

Merke: Bei Myomen, Uterusfehlbildungen und intrauterinen Adhäsionen sollten die entsprechenden Standardklassifikationen der ESGE Anwendung finden.

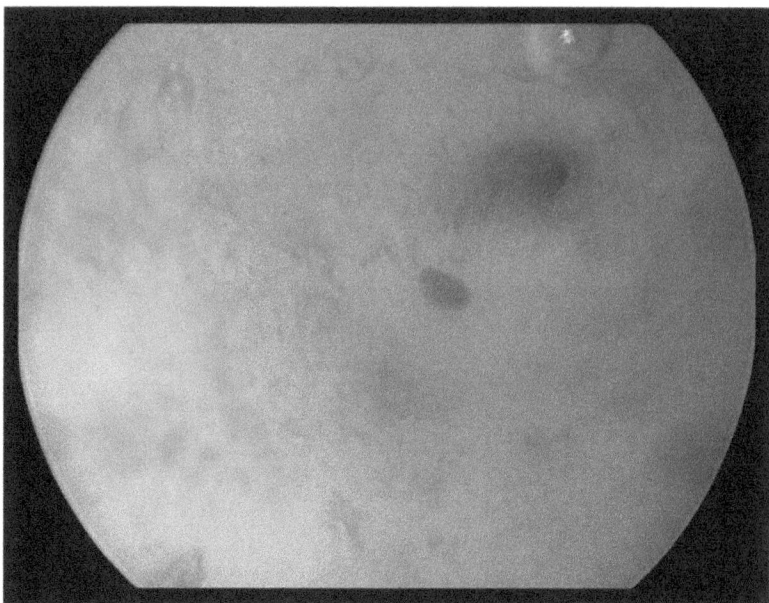

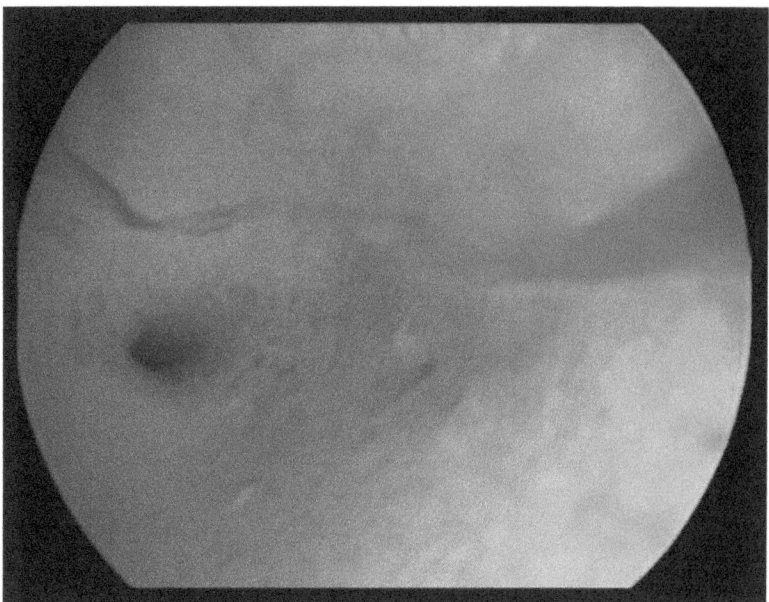

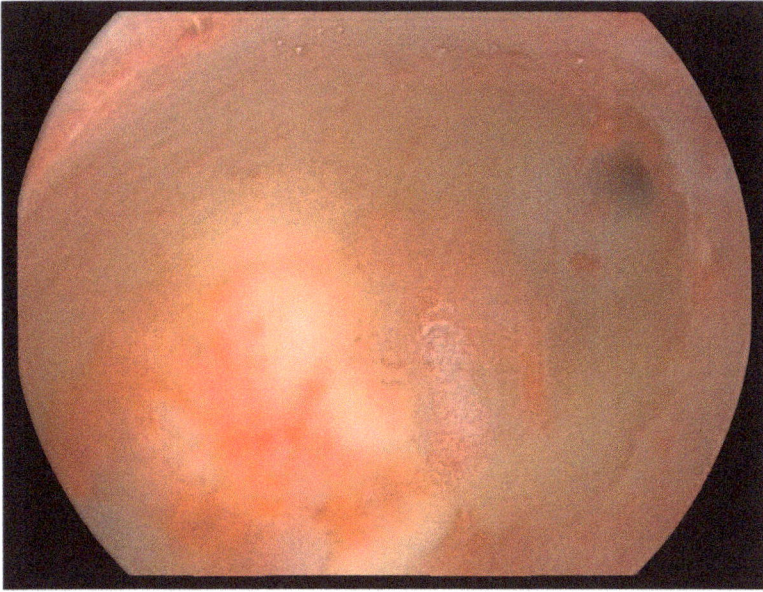

36jährige Patientin

1. Klinische Diagnose	Rezidivierende Menorrhagien und Dysmenorrhoen
2. Anamnese	Seit 2 Jahren zunehmende Menorrhagien und Dysmenorrhoen, Kinderwunsch seit 1 Jahr
3. Sonographie	Endometriumdicke (post menstruationem): 8 mm
4. Hysteroskopie	**Regelrechtes Cavum und Zervix, Ostien bds. frei**
5. Therapie	Corpusstrichkürettage Laparoskopie: Endometrioseresektion Chromopertubation beidseits positiv
6. Histologie	Proliferatives Endometrium

Merke: Die Bilddokumentation sollte mindestens 3 Bilder beinhalten (Ostien, Übersicht Cavum). Bei Pathologien ist eine gezielte Dokumentation und entsprechende Beschreibung des Befundes notwendig.

6. Besonderheiten der Hysteroskopie in der Praxis

Die Durchführung einer Hysteroskopie in der Praxis
ohne Narkose ist an bestimmte Voraussetzungen bezüglich
- Patientin
- Untersucher und
- Ausstattung gebunden.

Der Untersuchungsablauf gestaltet sich prinzipiell ähnlich
wie auf Seite 22 beschrieben.

Besonderheiten

1. Einsatz selbsthaltender Spekula
2. Verzicht auf Anhaken mit der Kugelzange
3. Verwendung möglichst dünner Hysteroskope
4. meist Einsatz der Strichkürette
5. Patientin kann den sichtbaren Bildbefund auf dem Monitor
   mitverfolgen.

Die ambulante Hysteroskopie hat viele Vorteile:

1. Für die Patientin
   - keine Narkose
   - ambulant (in der Praxis)
   - direkte Befunderhebung
2. Für den Arzt
   - direkte Behandlung der Patientin
   - zusätzliches Angebot
   - relativ geringer Kostenaufwand

Voraussetzungen für die ambulante Hysteroskopie *ohne* Narkose

1. Patientin
- keine Zervixstenose
- keine größeren intracavitären Befunde
- keine extreme Ante- oder Retroflexio uteri
- kooperativ

2. Untersucher
- ausreichende Hysteroskopieerfahrung
- sonographische und klinische Überprüfung der Indikation
- eingewiesenes Personal für die Assistenz

3. Ausstattung
- Telepack-System
- dünnlumige Optiken (2–3,6 mm)
- Vaginalsonographie verfügbar

Merke: Bei sonographisch gesichertem intracavitärem Befund (Polyp/Myom) sollte die Minihysteroskopie zurückhaltend eingesetzt werden, um Doppeleingriffe zu vermeiden.

7. Hysteroskopie in der Sterilitäts- und Infertilitätsdiagnostik

Indikationen zur diagnostischen Hysteroskopie in der Sterilitätsdiagnostik

1. primäre Sterilität
2. sekundäre Sterilität
3. Infertilität (habituelle Aborte)
4. Post-abortion-Hysteroskopie
   Diagnostische Hysteroskopie bei Patienten mit Kinderwunsch ca. 8-12 Wochen nach Abortkürettage zur Frühdiagnostik von intrauterinen Abortursachen und Adhäsionen.
5. Kontroll-Hysteroskopie nach Septumdissektionen bzw. intrauterinen Adhäsiolysen

Merke: Die Hysteroskopie ist bei der Abklärung jeder Sterilität und Infertilität eine Standardmethode und damit unverzichtbar.

Hysterosalpingographie versus Hysteroskopie in der Sterilitätsdiagnostik

Tab. 2: Hysterosalpingographie versus Hysteroskopie

Hysterosalpingographie-Befund	Hysteroskopie
– rundliche Kontrastmittel-aussparung	– Polyp – Myom – Luftblasen (hysteroskopisch regelrechter Befund)
– medianer, glatter Kontrastmitteldefekt	– Uterus septus – Uterus bicornis
– unscharf begrenzte Kontrastmitteldefekte	– intrauterine Adhäsionen

Merke: Intrauterine Adhäsionen geringerer Schweregrade können durch die Hysterosalpingographie nicht sicher erfasst werden.

Merke: Die Hysterosalpingographie hat durch die weite Verbreitung der endoskopischen Diagnostik (Hysteroskopie, Laparoskopie) an Bedeutung verloren.

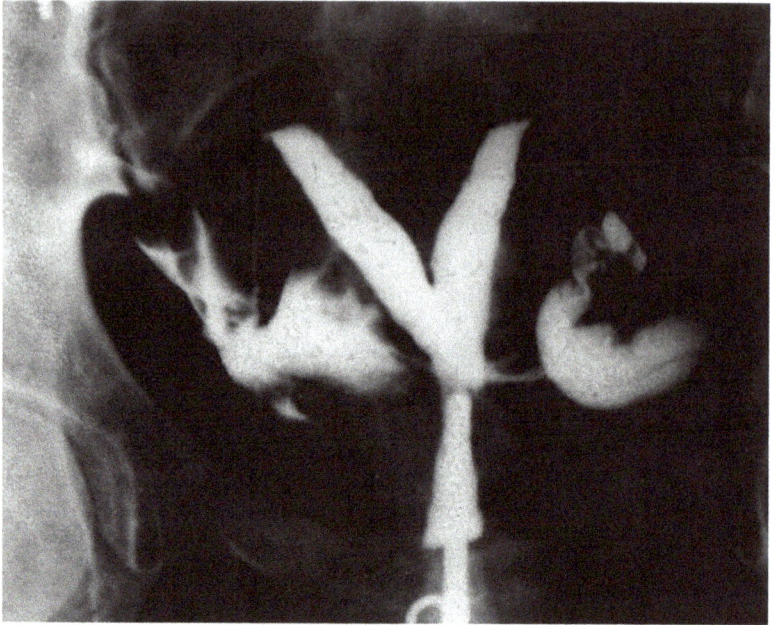

Hysterosalpingographie bei Patientin mit habituellen Aborten
Diagnose: Uterus septus/bicornis → Abklärung durch Hysteroskopie
und Laparoskopie
Endgültige Diagnose: Uterus subseptus.

Sonographie versus Hysteroskopie in der Sterilitäts-Diagnostik

– Bei der Sonographie lassen sich intrauterine Adhäsionen nur
  in einem Drittel vermuten. Die dabei gesehenen Endometriumdefekte sind ein Hinweis auf ausgeprägtere Adhäsionen (ESGE-
  Schweregrad III und IV) (s. Seite 58)
– Geringe Uterusfehlbildungen (Septum kleiner als 2 cm) werden sonographisch oft übersehen (in ca. 30 % Fälle).

Merke: Die Sonographie bei der Suche nach Uterusfehlbildungen sollte unmittelbar prämenstruell (hochaufgebautes Endometrium) durchführt werden. Dann lassen sich meist 2 Endometriuminseln darstellen.

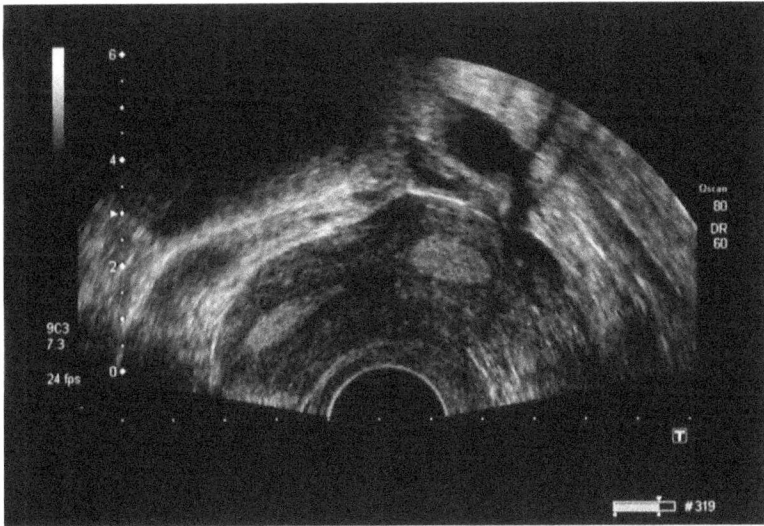

Sonographisches Bild eines Uterus septus in der 2. Zyklushälfte (2 Endometriuminseln).

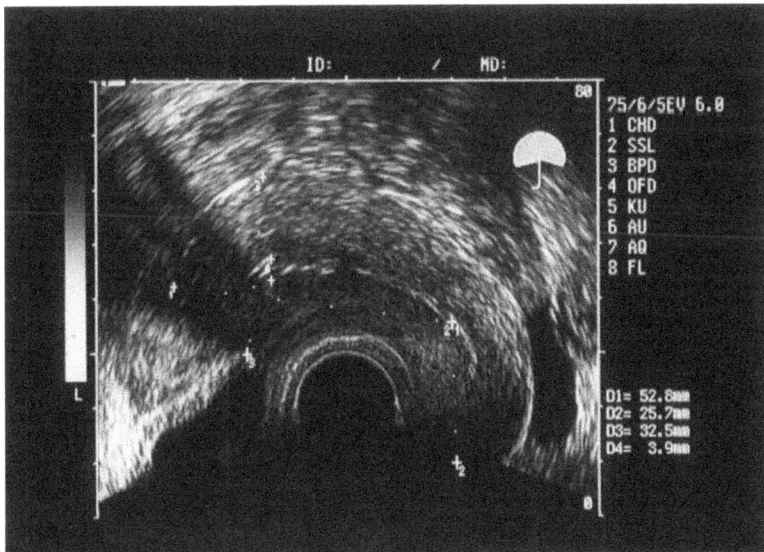

Sonographische Verdacht von Endometriumdefekten bei intrauterinen Adhäsionen Grad 4.

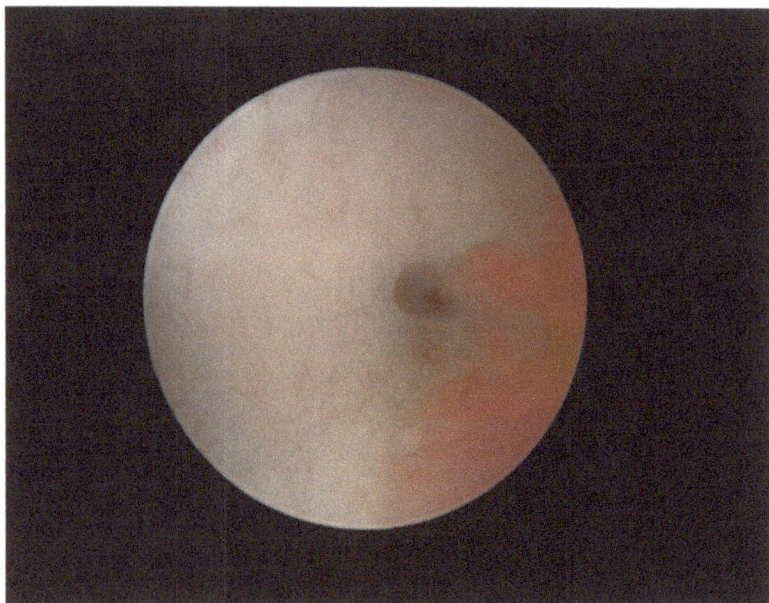

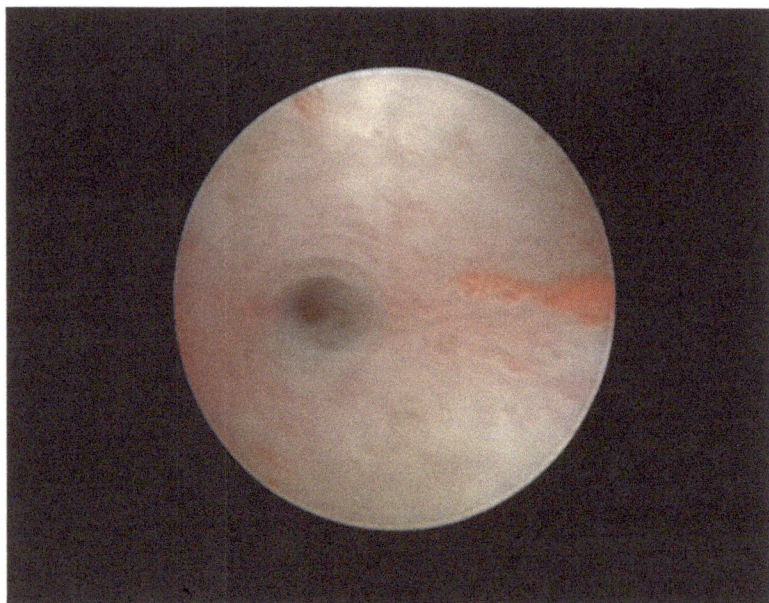

41jährige Patientin

1. Klinische Diagnose	Primäre Sterilität
2. Anamnese	Kinderwunsch seit 3 Jahren, Ovarialzyste links
3. Sonographie	Endometriumdicke: 6 mm (7. ZT)
4. Hysteroskopie	**Cavum regelrecht ohne pathologische Veränderungen, Tubenostien bds. frei**
5. Therapie	Laparoskopie (Ovarialzystenexstirpation), Chromopertubation (bds. prompt positiv)
6. Histologie	Keine

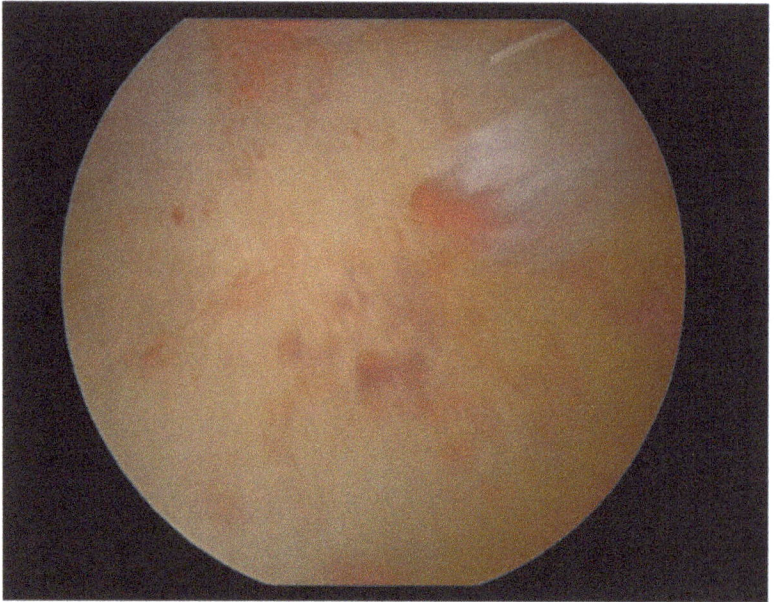

40jährige Patientin

1. Klinische Diagnose	Sekundäre Sterilität seit 5 Jahren
2. Anamnese	1 Partus vor 12 Jahren, jetzt neuer Partner, Kinderwunsch seit 4 Jahren (Spermiogramm und Hormonstatus unauffällig)
3. Sonographie	Endometriumdicke: 6 mm (6. ZT)
4. Hysteroskopie	**Regelrechtes Cavum, Ostien bds. frei**
5. Therapie	Laparoskopische Endometrioseresektion Chromopertubation bds. positiv
6. Histologie	Keine

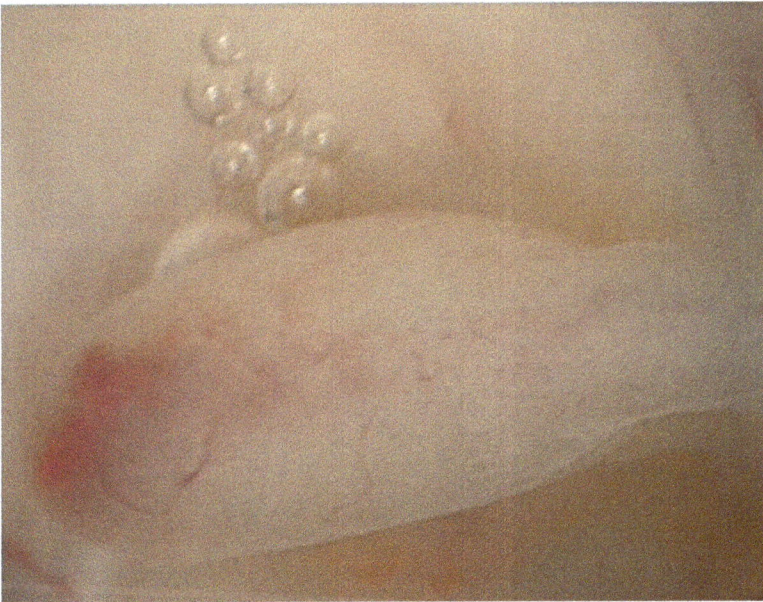

39jährige Patientin

1. Klinische Diagnose	Kinderwunsch, Hinterwandmyom
2. Anamnese	Bekanntes isthmisches Hinterwandmyom mit Größenzunahme, Kinderwunsch seit 2 Jahren
3. Sonographie	4 cm isthmisches, subserös-intramurales Hinterwandmyom, Endometriumdicke: 8 mm (8. ZT)
4. Hysteroskopie	**Linke Tubenecke: Kleiner Corpuspolyp sonst Cavum unauffällig, Ostien bds. frei**
5. Therapie	Targetkürettage mit gezielter Polypentfernung, laparoskopische Myomenukleation und Endometrioseresektion, Chromopertubation bds. positiv
6. Histologie	Glandulärer Corpuspolyp

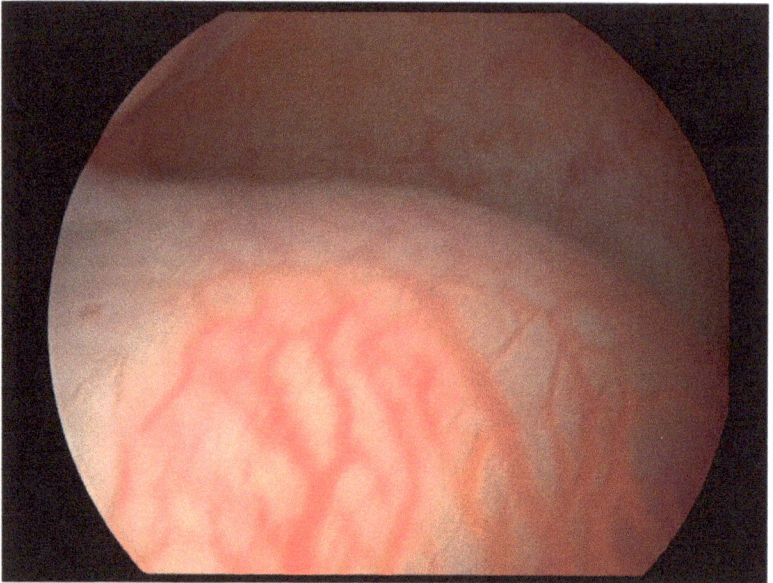

32jährige Patientin

1. Klinische Diagnose	Submukös-intramurales Myom Grad 2
2. Anamnese	Kinderwunsch seit 2 Jahren, Fundusmyom mit Wachstumstendenz und Blutungsbeschwerden
3. Sonographie	3,5 cm submukös-intramurales Myom, Endometriumdicke : 6 mm
4. Hysteroskopie	**Submukös-intramurales Myom im Fundusbereich links (Tubenostium links nicht einsehbar)**
5. Therapie	Transzervikale Myomresektion
6. Histologie	Leiomyomanteile (40 g)

Merke: Submuköse Myome sind selten Sterilitätsursache (Verlegung des Tubenostiums), sondern häufige Infertilitätsursache (Abortneigung durch Nidations- und Raummangelproblematik).

Einteilung der Myome (s. Tab. 4, S. 74)

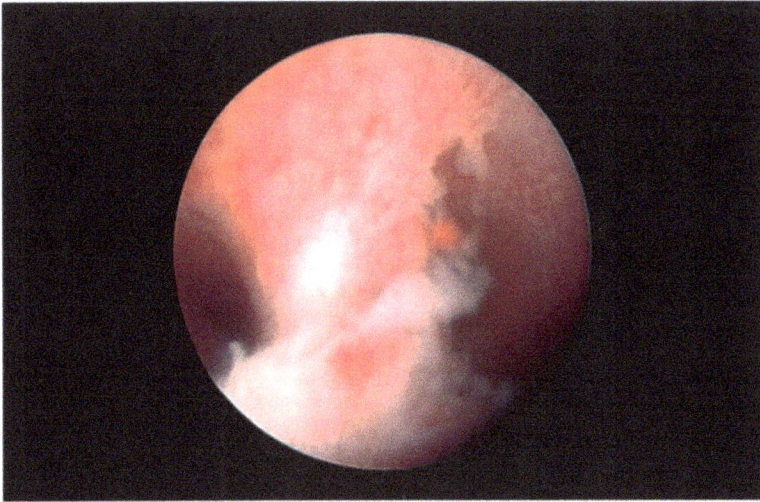

29jährige Patientin

1. Klinische Diagnose	Uterusfehlbildung
2. Anamnese	Bei einer auswärtigen Laparoskopie wird die Uterusfehlbildung erwähnt, aber nicht exakt definiert. Jetzt nochmalige Abklärung vor geplanter IVF (tubarer Faktor).
3. Sonographie	2 Endometriuminseln
4. Hysteroskopie	**Uterus septus bis zum inneren Muttermund reichend (5 cm)**
5. Therapie	– Laparoskopie: Uterusfundus glatt und breit – Transzervikale Septumdissektion und IUP-Einlage

Merke: Vor jedem Verfahren der assistierten Reproduktion (insbesondere IVF/ICSI) sollte eine hysteroskopische Untersuchung des Cavum uteri erfolgen.

Merke: Uterusfehlbildungen und submuköse Myome können sonst nach erfolgreichen Embryotransfer zum Abort führen.

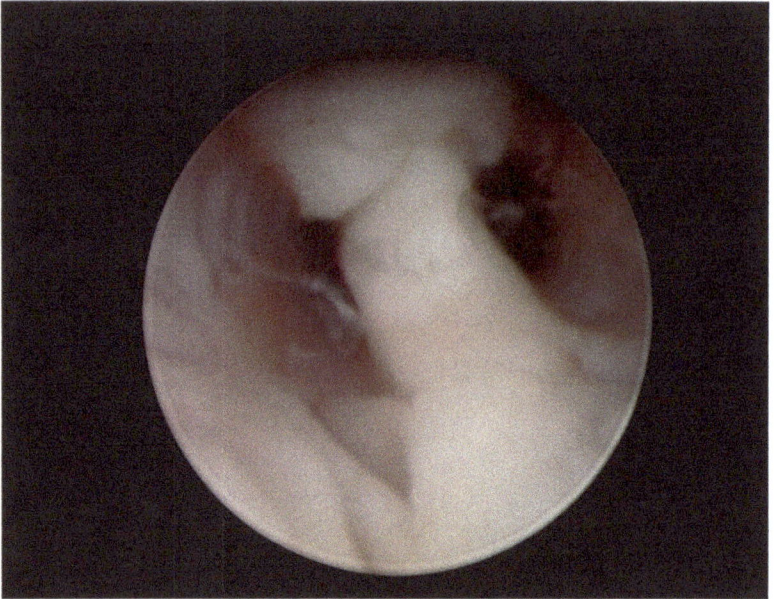

18jährige Patientin

1. Klinische Diagnose	Uterus septus
2. Anamnese	Rezidivierende Hyper- und Dysmenorrhoen, Verdacht auf Endometriose
3. Sonographie	2 Endometriuminseln, Verdacht auf Uterusfehlbildung
4. Hysteroskopie	**Uterus septus (bis zum inneren Muttermund reichendes schmales Septum von 5 cm Länge)**
5. Therapie	– Laparoskopie: Uterusfundus glatt und breit; Endometrioseresektion Douglas – Transzervikale Septumdissektion und IUP-Einlage

Merke: Zur Differentialdiagnostik der Uterusfehlbildungen ist eine Laparoskopie zwingend notwendig.

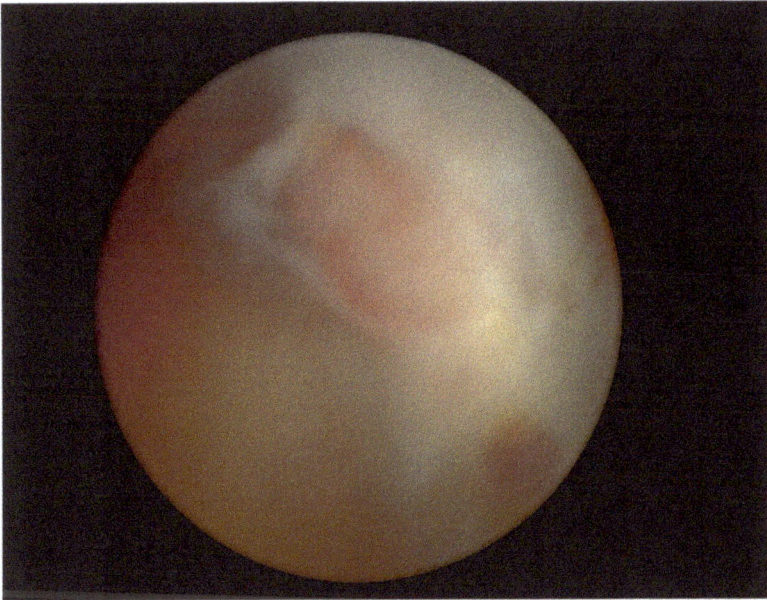

18jährige Patientin

1. Klinische Diagnose	Restseptum nach Septumdissektion
2. Anamnese	Vor 3 Monaten Septumdissektion bei tiefreichendem Septum und IUP-Einlage.
3. Sonographie	Unauffälliges Cavum, IUP regelrechte Lage
4. Hysteroskopie	**1,5 cm Restseptum median**
5. Therapie	IUP-Extraktion, transzervikale Restseptumdissektion

Merke: Bei sehr tiefreichenden Septen empfiehlt sich eine Kontroll-Hysteroskopie zur Diagnostik und Therapie möglicher Restsepten oder intrauteriner Adhäsionen.

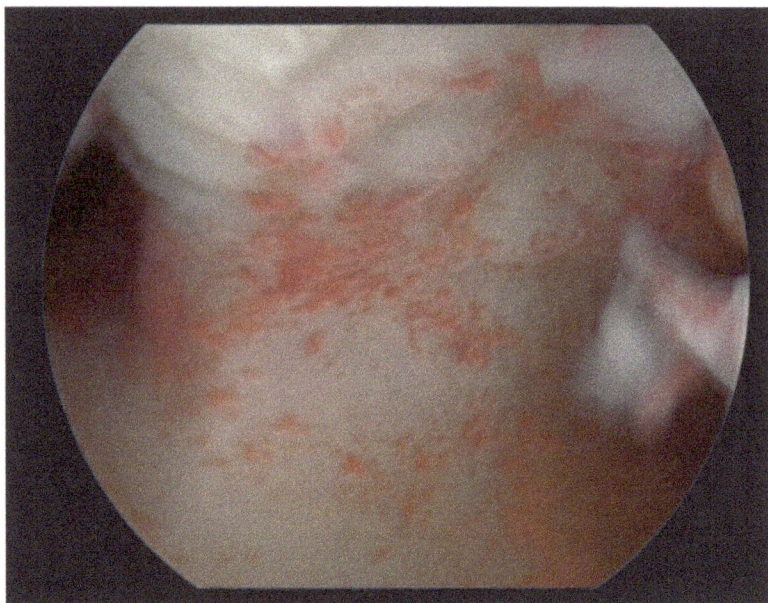

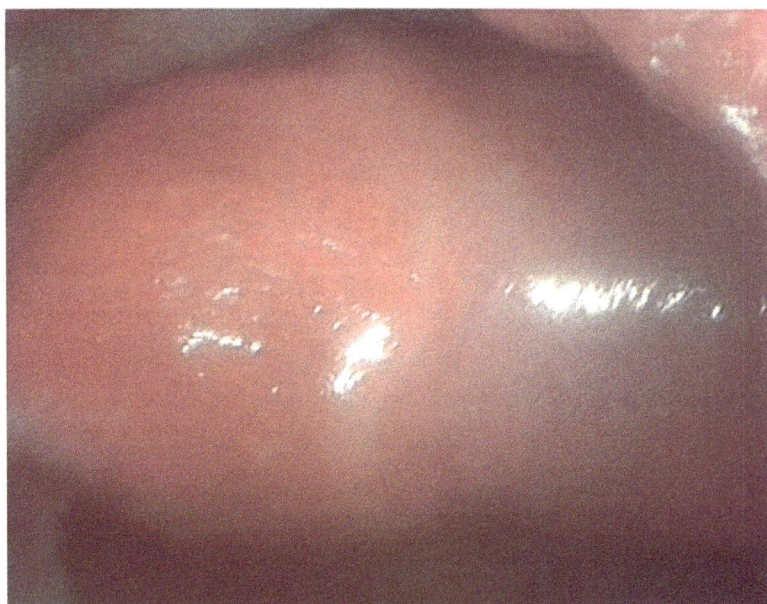

28jährige Patientin

1. Klinische Diagnose	Habituelle Aborte bei Uterus subseptus
2. Anamnese	3 Aborte (8./10./11. SSW)
3. Sonographie	2 Endometriuminseln
4. Hysteroskopie	**Breitbasiges 3 cm tiefreichendes Septum**
5. Therapie	– Hysteroskopische Septumdissektion und IUP-Einlage – Laparoskopie: breiter Uterusfundus ohne Einkerbung
6. Histologie	Keine

Merke: Bei habituellen Aborten gehört die Fahndung nach Uterusfehlbildungen (meist Uterus subseptus) zur Standarddiagnostik.

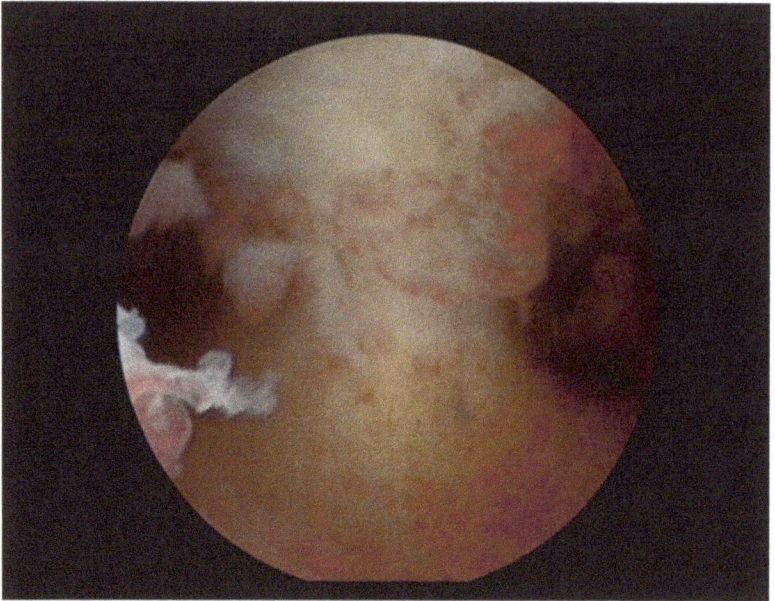

35jährige Patientin

1. Klinische Diagnose	Uterus subseptus
2. Anamnese	Abortkürettage vor 8 Wochen, dabei mediane Resistenz auffällig. Empfehlung: Abklärung mittels Hysteroskopie und Laparoskopie Dysmenorrhoe (Verdacht auf Endometriose)
3. Sonographie	2-Höhlen-Phänomen (2 Endometriuminseln)
4. Hysteroskopie	**3 cm tiefreichendes Septum**
5. Therapie	Laparoskopie (Uterusfundus glatt), Endometrioseresektion und Myomabtragung, transzervikale Septumdissektion

Merke: Die Koinzidenz von Uterusfehlbildungen und Endometriose ist hoch (ca. 60 %).

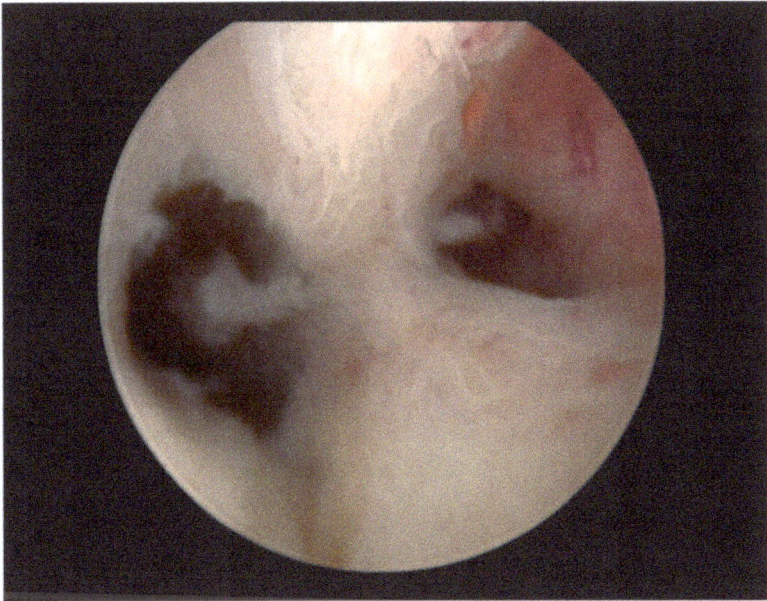

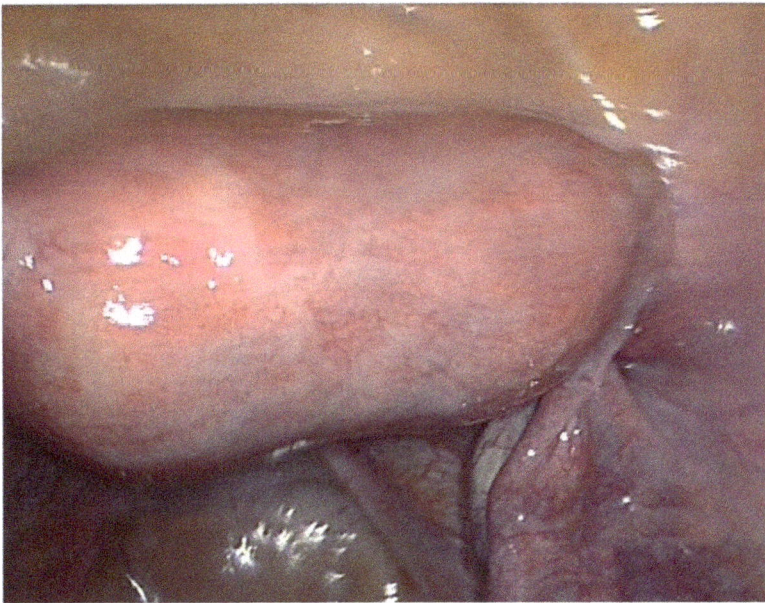

29jährige Patientin

1. Klinische Diagnose — Uterus septus
2. Anamnese — Sonographisch Verdacht auf Uterusfehl-bildung bei Dysmenorrhoe und Kinder-wunsch
3. Sonographie — 2 Endometriuminseln
4. **Hysteroskopie** — **Tiefreichendes Septum bis zum inneren Muttermund (4,5 cm)**
5. Therapie —
   - Laparoskopie: Uterusfundus glatt und breit, Endometrioseresektion
   - transzervikale Septumdissektion und IUP-Einlage

Merke: Uterusfehlbildungen sind häufig mit einer Dysmenor-rhoe assoziiert.

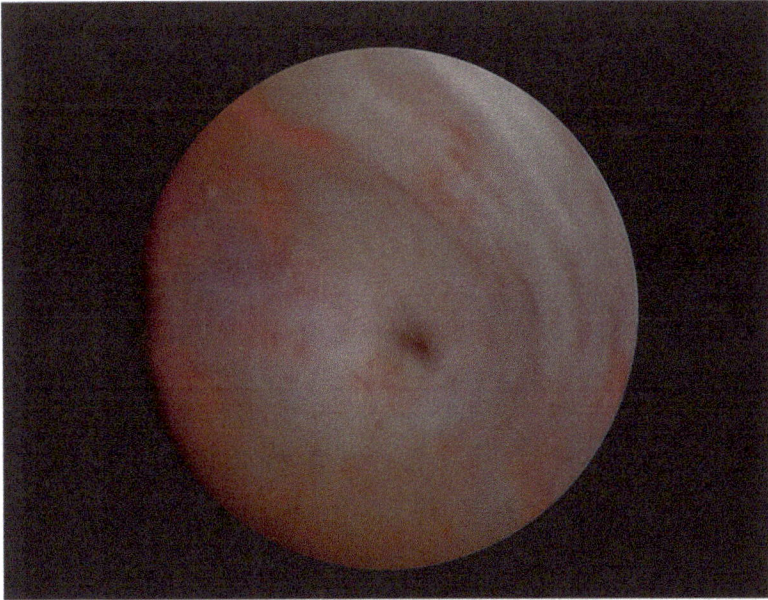

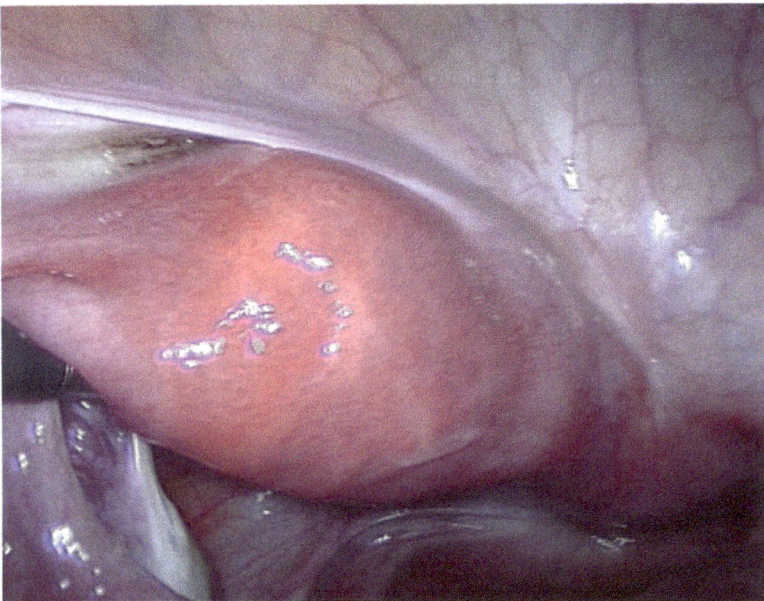

29jährige Patientin

1. Klinische Diagnose	Uterus unicornis
2. Anamnese	Kinderwunsch seit 2 Jahren, im Kindesalter Nephrektomie rechts
3. Sonographie	Uterus nach links verzogen, Endometriumdicke 6 mm (post menstruationem)
4. Hysteroskopie	**Cavum schmal, nach links verengt, nur 1 Tubenostium, ringförmige Struktur des Cavums**
5. Therapie	Laparoskopie: Uterus unicornis links *ohne* rudimentäres Horn rechts, Endometrioseresektion Douglas, Chromopertubation *links* positiv

Merke: Der Uterus unicornis ist eine seltene Fehlbildung und ist häufig mit einer Fehlbildung an den harnableitenden Organen assoziiert.

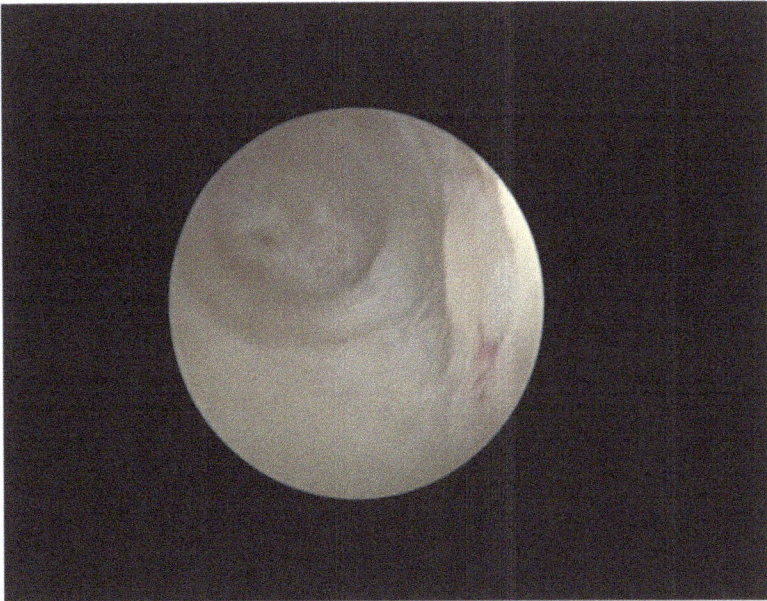

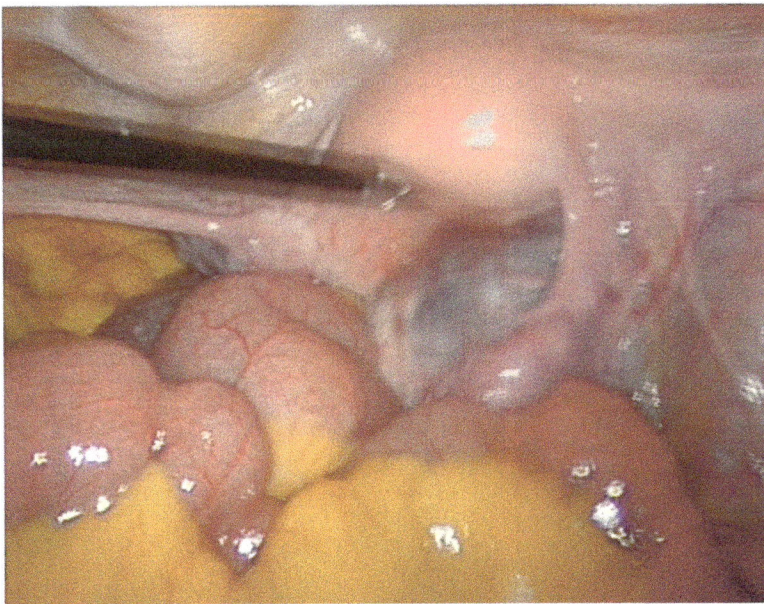

65jährige Patientin

1. Klinische Diagnose	Uterus unicornis
2. Anamnese	Serometra mit Größenzunahme, zystischer Ovarialtumor rechts, anamnestisch 3 unauffällige Spontangeburten
3. Sonographie	Serometra 10 mm, Endometrium 2 mm
4. Hysteroskopie	**Schmales Cavum mit nur 1 Ostium, ringförmige Strukturen, Verdacht auf Uterus unicornis**
5. Therapie	Fraktionierte Abrasio nach Zervixdilatation Laparoskopie: Uterus unicornis rechts mit rudimentärem Horn links → Adnektomie beidseits und Resektion des rudimentären Horns links
6. Histologie	– atrophes Endometrium – rudimentäres Uterushorn ohne Endometriumanteile – seröses Cystadenom im rechten Ovar

Merke: Auch eine unauffällige geburtshilfliche Anamnese schließt das Vorliegen von Uterusfehlbildungen nicht aus.

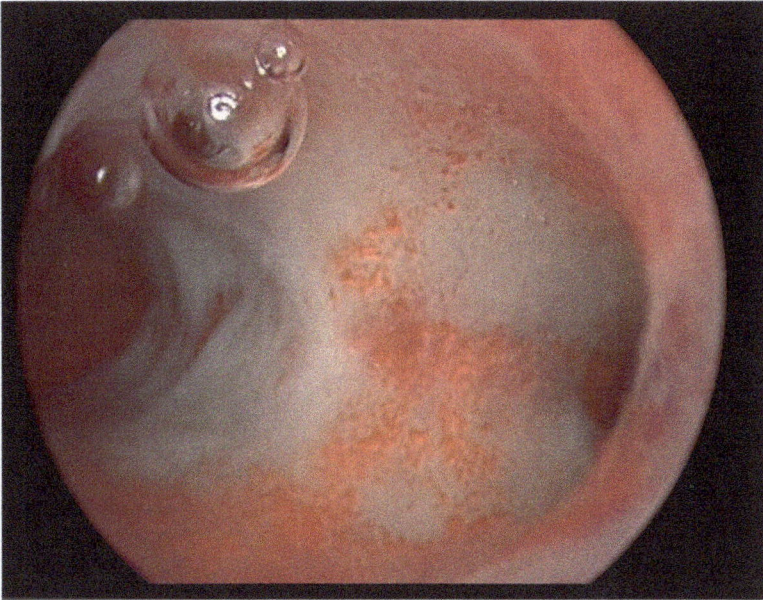

57 jährige Patientin

1. Klinische Diagnose	Pap III, Blutungsstörungen
2. Anamnese	Pap III (2 ×), Histologische Abklärung des Cavums empfohlen
3. Sonographie	Endometriumdicke: 6 mm
4. Hysteroskopie	**Uterus arcuatus, Zervix unauffällig, Cavum sonst regelrecht**
5. Therapie	Fraktionierte Abrasio
6. Histologie	Atrophes Endometrium, Zervixschleimhaut unauffällig

Merke: Der Uterus arcuatus ist eine physiologische Normvariante ohne Relevanz für Sterilität und Infertilität.

Tab. 3: Intrauterine Adhäsionen – Klassifikation der European Society of Gynaecological Endoscopy (ESGE)

Grad I:	dünne, zarte Adhäsionen – leicht mit dem Schaft des Hysteroskopes zu durchtrennen – Tubenwinkel unauffällig
Grad II:	einzelne solide Adhäsionen – in verschiedenen Bereichen des Cavums – verbinden Uteruswände, aber Tubenostien sind einsehbar – mit dem Hysteroskopschaft nicht durchtrennbar
Grad II A:	stenosierende Adhäsionen nur im Bereich des inneren Muttermundes, sonst oberes Cavum uteri normal
Grad III:	multiple solide Adhäsionen – in verschiedenen Bereichen – einseitiger Verschluss des Tubenwinkels
Grad III A:	ausgedehnte Vernarbung des Cavum uteri mit Amenorrhoe oder ausgeprägter Hypomenorrhoe
Grad III B:	Kombination von III und III A
Grad IV:	ausgedehnte solide Adhäsionen mit Verwachsungen von Uterusvorder- und Uterushinterwand – Verschluss beider Tubenwinkel

Merke: Eine Klassifikation entsprechend Schweregrad ist primär notwendig, da daraus therapeutische und prognostische Konsequenzen resultieren.

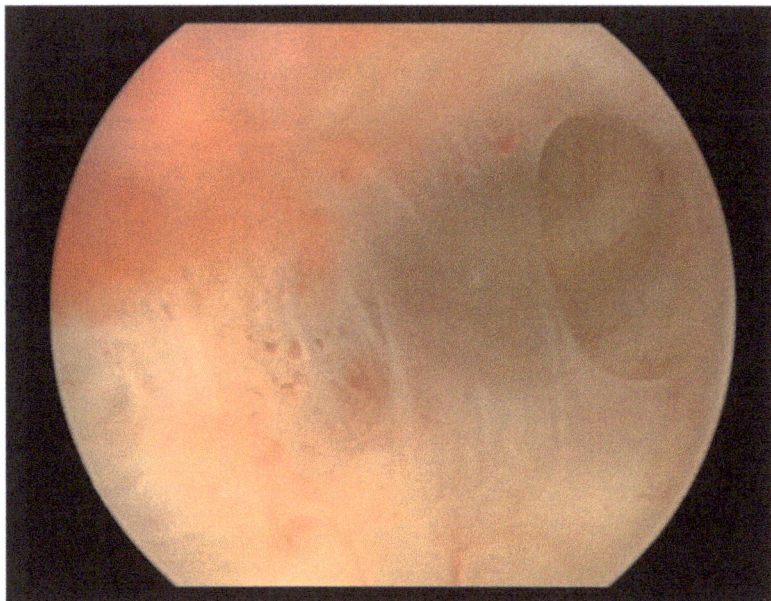

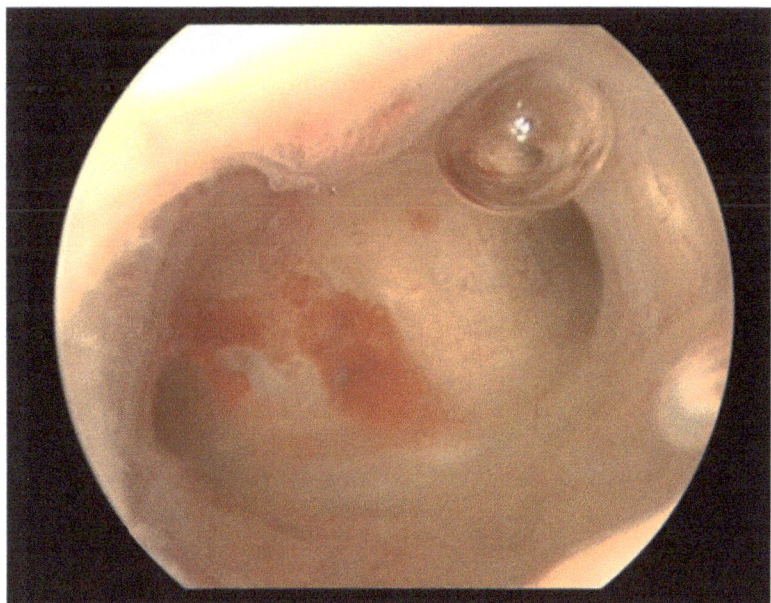

48jährige Patientin

1. Klinische Diagnose	Rezidivierende Hypermenorrhoe
2. Anamnese	Mehrfache Endometrioseoperationen, Vor 3 Jahren Hysteroskopie und Abrasio mit unauffälligem Befund
3. Sonographie	Endometriumdicke: 10 mm
4. Hysteroskopie	**Intrauterine Adhäsionen Grad 1 (mit Hysteroskopieschaft durchtrennt)**
5. Therapie	Fraktionierte Abrasio
6. Histologie	Proliferatives Endometrium

Merke: Intrauterine Adhäsionen Grad 1 sind meist Zufallsbefunde ohne klinische Bedeutung.

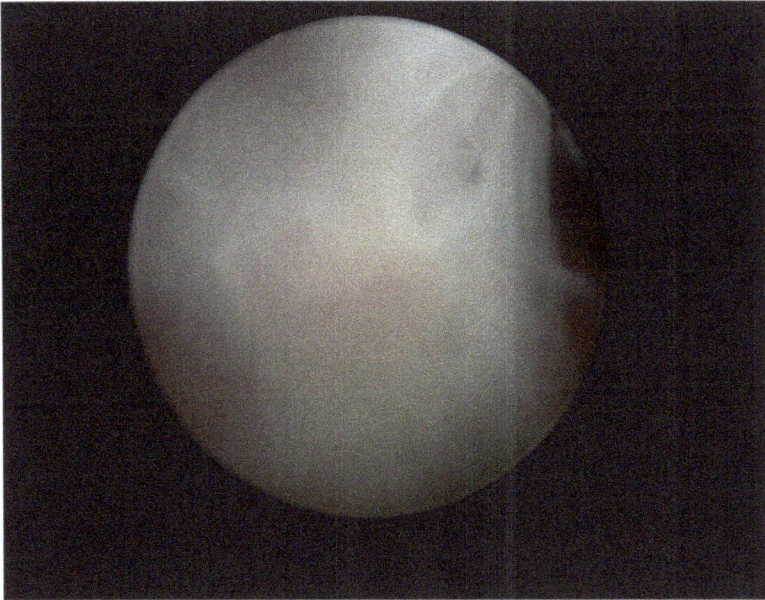

29jährige Patientin

1. Klinische Diagnose	Intrauterine Adhäsionen Grad 2
2. Anamnese	Vor 3 Monaten hysteroskopische Septumdissektion bei primärer Sterilität mit IUP-Einlage zur Adhäsionsprophylaxe
3. Sonographie	IUP regelrecht, sonst unauffällig
4. Hysteroskopie	**Intrauterine Adhäsionen Grad 2 (median gelegen)**
5. Therapie	Intrauterine Adhäsiolyse

Merke: Nach ausgedehnten intrauterinen Eingriffen ist die Inzidenz von Adhäsionen erhöht.

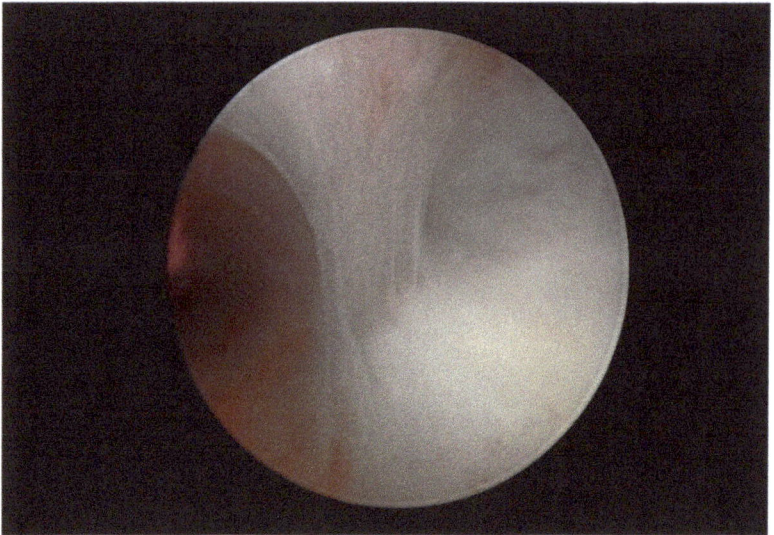

39jährige Patientin

1. Klinische Diagnose	Intrauterine Adhäsionen Grad 2
2. Anamnese	Hysteroskopische Myomresektion (außerhalb) vor 2,5 Jahren, danach sekundäre Amenorrhoe bei unauffälligem Hormonstatus; vor 12 Monaten intrauterine Adhäsiolyse bei Grad 4 Adhäsionen mit IUP-Einlage, Kontroll-Hysteroskopie regelrecht, jetzt erneut sekundäre Amenorrhoe
3. Sonographie	Endometrium strichförmig
4. Hysteroskopie	**Fundus rechts Adhäsionen IUA Grad 2, linke Tubenecke IUA Grad 1, proliferatives Endometrium Hinterwand**
5. Therapie	Erneute intrauterine Adhäsiolyse

Merke: Ausgedehnte hysteroskopische Myomresektionen können auch durch großflächige Endometriumdefekte zu intrauterinen Adhäsionen führen. Ein erhöhtes Risiko besteht bei multiplen (insbesondere gegenüberliegenden) Myomen.

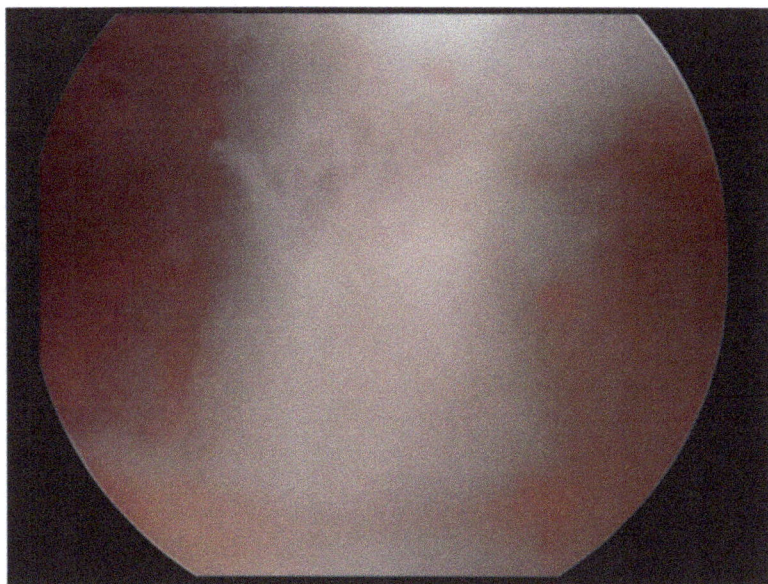

29jährige Patientin

1. Klinische Diagnose	Intrauterine Adhäsionen Grad 3
2. Anamnese	Vor 3 Jahren hysteroskopische Myomresektion außerhalb, jetzt geplante IVF wegen tubarer und andrologischer Sterilitätsursachen, Hypomenorrhoe
3. Sonographie	Endometrium nur bruchstückhaft darstellbar
4. Hysteroskopie	**Gesamte linke Cavumhälfte durch Adhäsionsstränge verlegt, rechtes Ostium einsehbar (intrauterine Adhäsionen Grad 3)**
5. Therapie	Operative Hysteroskopie, intrauterine elektrochirurgische Adhäsiolyse und IUP-Einlage

Merke: Sekundäre Amenorrhoe bzw. Hypomenorrhoen nach intrauterinen Eingriffen sind ein wichtiger Hinweis auf mögliche intrauterine Adhäsionen.

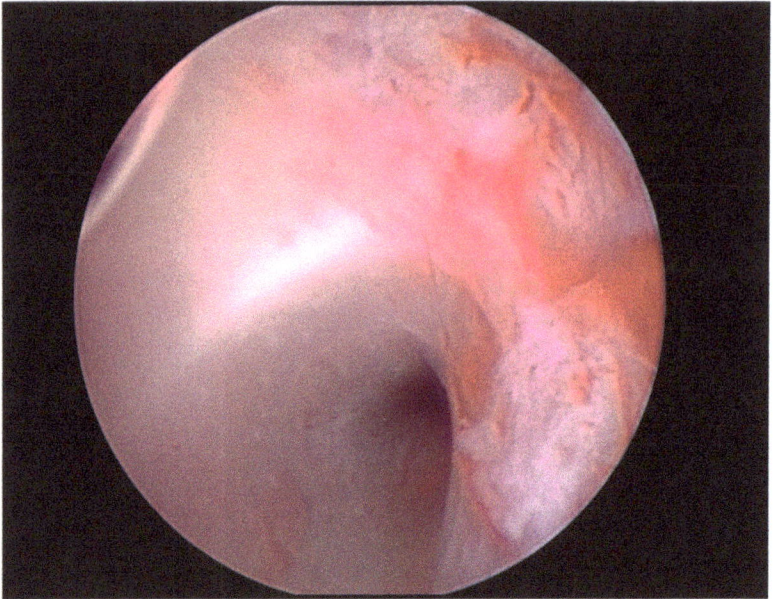

37jährige Patienten

1. Klinische Diagnose	Sekundäre Amenorrhoe bei intrauterinen Adhäsionen
2. Anamnese	Vor 3 Jahren postoperative Kürettage wegen Plazentarest, danach sekundäre Amenorrhoe Hormonstatus: regelrecht
3. Sonographie	Endometrium nur bruchstückhaft darstellbar
4. Hysteroskopie	**Median gelegener derber Adhäsionsstrang (IUA Grad 3)**
5. Therapie	Intrauterine Adhäsiolyse, IUP-Einlage und Estrogenisierung

Merke: Kürettagen post partum und im Wochenbett führen besonders häufig zu intrauterinen Adhäsionen.

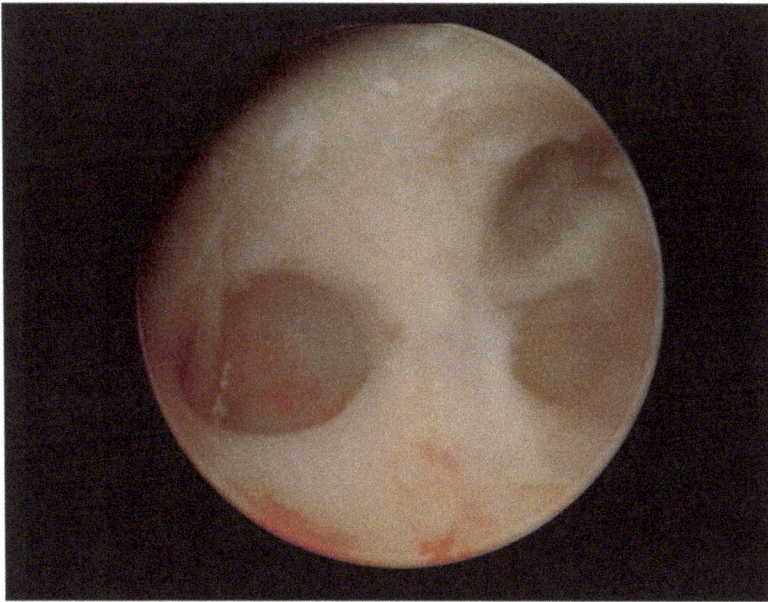

34jährige Patientin

1. Klinische Diagnose	Intrauterine Adhäsionen Grad 3
2. Anamnese	Vor 1 Jahr bei intrauterinen Adhäsionen Grad 4 – intrauterine Adhäsiolyse mit IUP-Einlage und Estrogenisierung, danach regelmäßige Blutung, IUP-Extraktion vor 6 Monaten
3. Sonographie	Endometrium nur bruchstückhaft darstellbar
4. Hysteroskopie	**Medianer Adhäsionsstrang verlegt rechtes Tubenostium, linkes Tubenostium frei**
5. Therapie	Intrauterine Adhäsiolyse
6. Empfehlung	Nochmals 3 Monate Estrogenisierung, dann Schwangerschaft anstreben.

Merke: Bei intrauterinen Adhäsionen Grad 3 und 4 besteht ein hohes Rezidivrisiko und häufig sind mehrfache operative Interventionen erforderlich.

8. Hysteroskopie bei Blutungsstörungen

Indikationen zur diagnostischen Hysteroskopie bei Blutungsstörungen

1. Hypermenorrhoe, Menorrhagien
2. Metrorrhagien
3. Zusatzblutungen
4. Postmenopausenblutung
5. Blutungsstörungen bei oraler Kontrazeption
6. Blutungsstörungen bei Hormonsubstitution
7. Blutungsstörungen bei Tamoxifen
8. Blutungsstörungen bei liegendem IUP/IUS

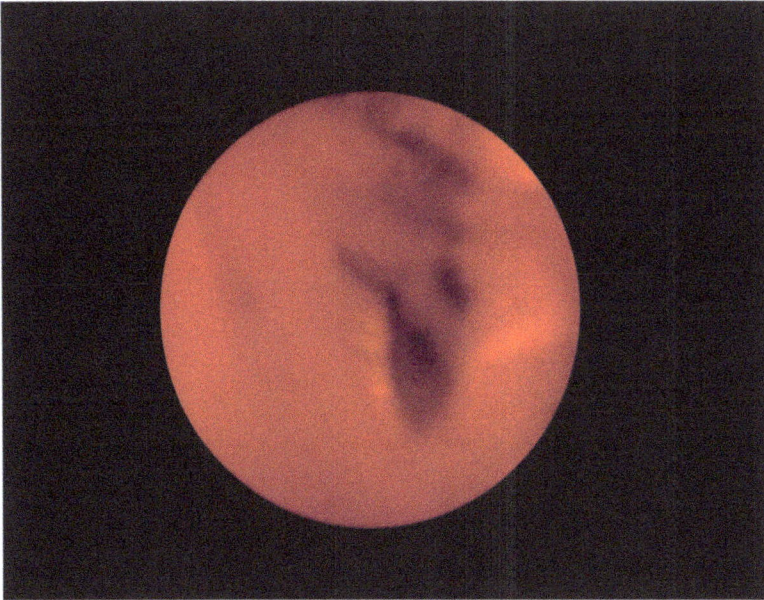

Hysteroskopie-Befund: Bei Blutungsstörungen typischer Anfangs-
befund, nach Zufuhr des Distensionsmediums aufklarend. Bei Persis-
tenz Zufuhr des Distensionsmediums prüfen bzw. forcieren.

Merke: Bei stärkerer Blutung Spülschaft zur Diagnostik einset-
zen oder weitere Zervixdilatation.

Mögliche Fehlerquellen bei fehlender Übersicht:

1. Fehlende Spülung
2. Fehlender Druck auf der Manschette
3. Abgeknickter Zufuhrschlauch
4. Hahn für Zufuhr am Hysteroskop geschlossen
5. Instrumente nicht korrekt zusammengesetzt
6. Infusion leer
7. Optik mit Koagel belegt
8. Optik oder Lichtquelle defekt

**Sonographie versus Hysteroskopie in der Diagnostik
von Blutungsstörungen**

Eine Unterscheidung von Polypen oder Myomen ist sonographisch nicht mit Sicherheit möglich.
Eine Zuordnung des Sitzes der Myome (intramural oder submukös) ist sonographisch nicht exakt möglich.
Hyperplastische Endometriumstrukturen in der Sonographie bei postmenopausalen Frauen erweisen sich hysteroskopisch in 30–50% der Fälle als Korpuspolypen. Aus der klinischen Diagnose und der Vaginalsonographie ergibt sich die Indikation zur hysteroskopisch-histologischen Abklärung.

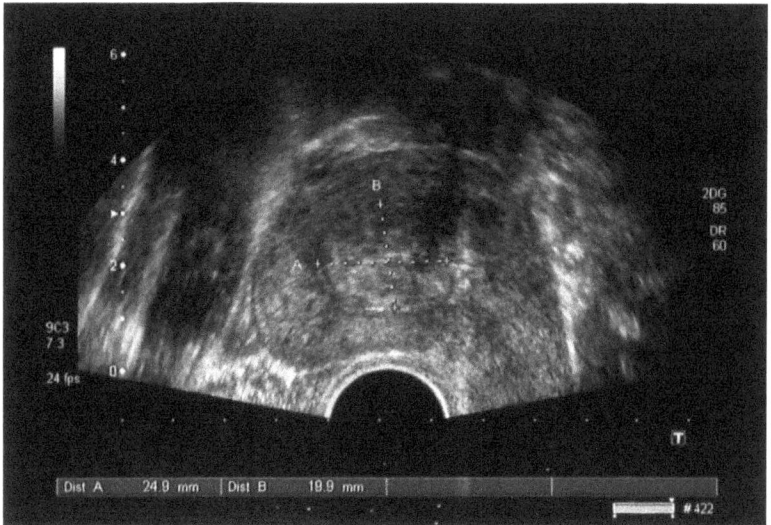

Sonographisches Bild einer intracavitären Struktur (submuköses Myom).

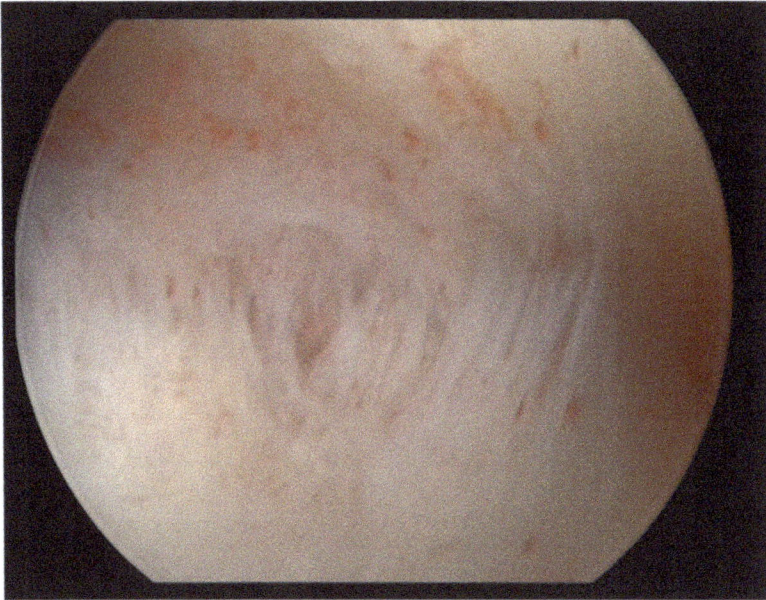

59jährige Patientin

1. Klinische Diagnose	Postmenopausenblutung
2. Anamnese	Menopause vor 3 Jahren, seit 2 Monaten 2 x Spottings, Abrasio vor 5 Jahren
3. Sonographie	Endometriumdicke: 7 mm
4. Hysteroskopie	**Regelrechtes Cavum und Zervix, zarte Adhäsionen Fundus**
5. Therapie	Fraktionierte Abrasio
6. Histologie	Atrophes Endometrium

Merke: Zarte Adhäsionen im Fundusbereich sind oft Folge voran-gegangener Abrasiones, aber ohne klinische Relevanz.

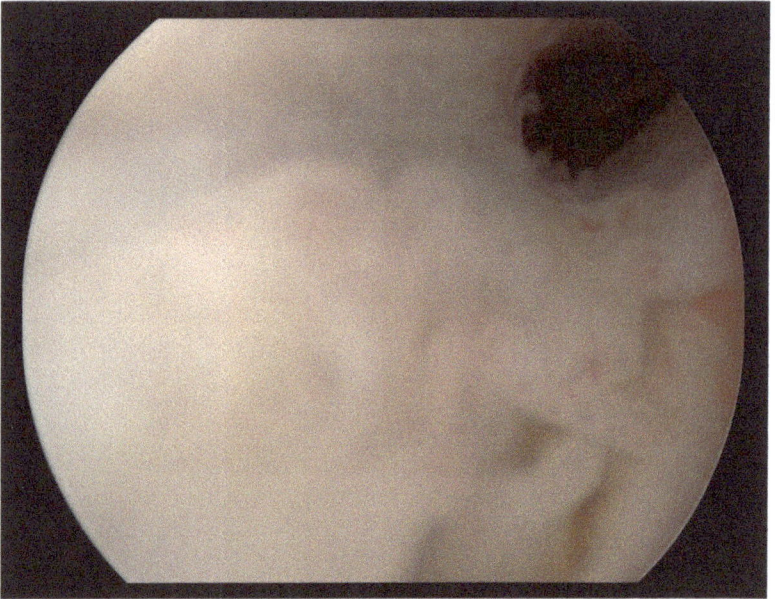

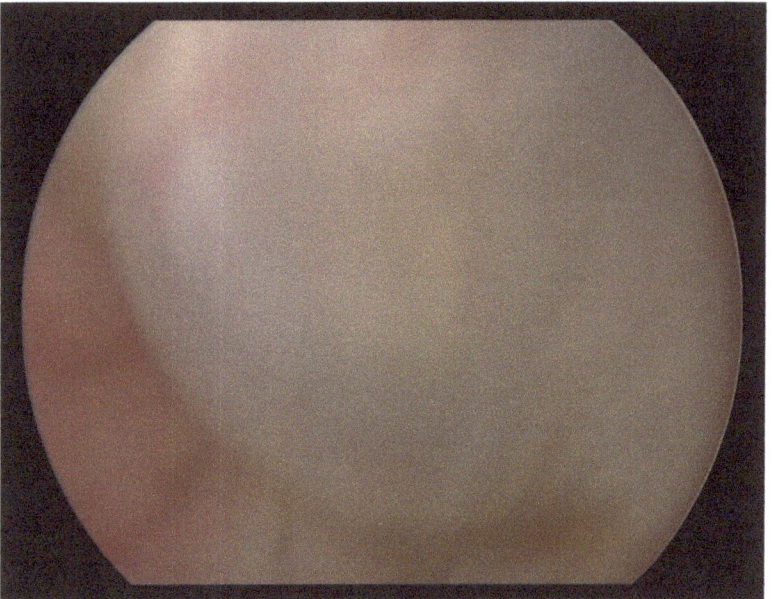

41jährige Patientin

1. Klinische Diagnose	Zervixpolyp, Zervixstenose
2. Anamnese	Sonographisch aufgetriebene Zervix, ambulante Minihysteroskopie ohne Narkose nicht möglich
3. Sonographie	Zervix verdickt mit 10 mm Struktur
4. Hysteroskopie	**Zervixstenose, Zervixpolyp Hinterwand, hyperplastische Zervixschleimhaut, kleiner isolierter Corpuspolyp**
5. Therapie	Fraktionierte Abrasio
6. Histologie	Zervix- und Corpuspolypen

Merke: Auf zervikale Veränderungen sollte während der Hysteroskopie ebenfalls geachtet werden (insbesondere auch beim Zurückziehen des Hysteroskopes).

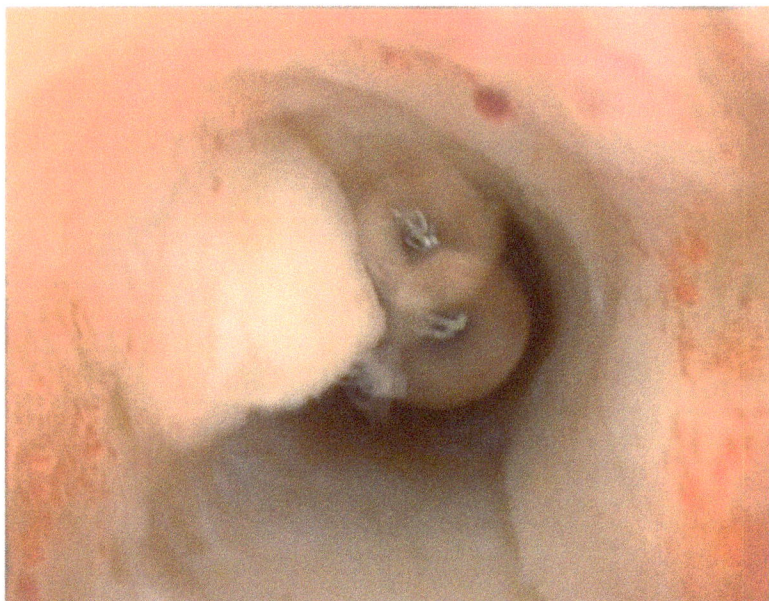

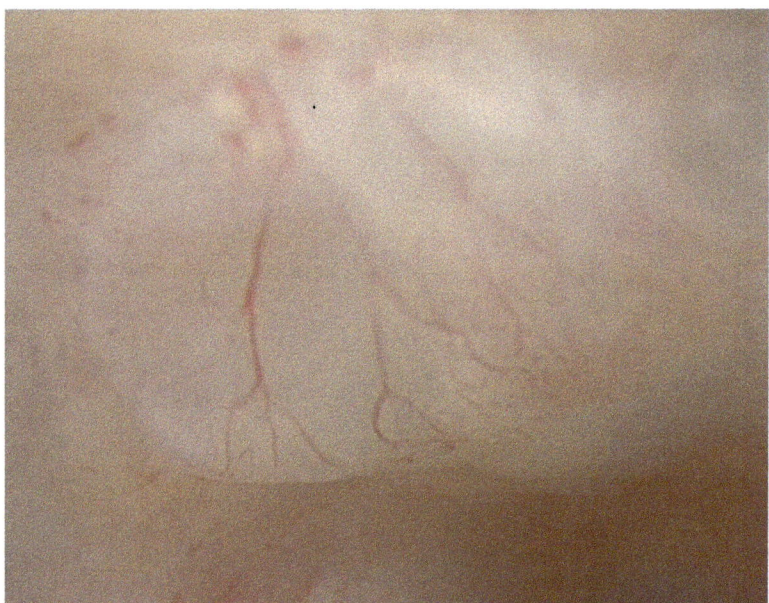

60jährige Patientin

1. Klinische Diagnose	Pap III, V.a. Corpusprozess
2. Anamnese	Pap III, Abklärung des Cavums empfohlen
3. Sonographie	Endometriumdicke: 8 mm
4. Hysteroskopie	**Kleiner Zervixpolyp rechts, fokale Endometriumhyperplasie Vorderwand**
5. Therapie	Fraktionierte Abrasio mit Kontroll-Hysteroskopie
6. Histologie	Zervixpolyp, sekretorisches Endometrium

Merke: Zervikale und endometriale Veränderungen kommen häufig gleichzeitig vor.

Merke: Submuköse Myome sollten entsprechend der Klassifikation des ESGE eingeteilt werden, da sich daraus therapeutische Konsequenzen ergeben.

Tab. 4: Einteilung der submukösen Myome ESGE

Grad	Beschreibung
0	ausschließlich intracavitäre Myomanteile
1	überwiegend intracavitäre Myomanteile (intramuraler Anteil <50%)
2	überwiegend intramurale Myomanteile (intramuraler Anteil >50%)

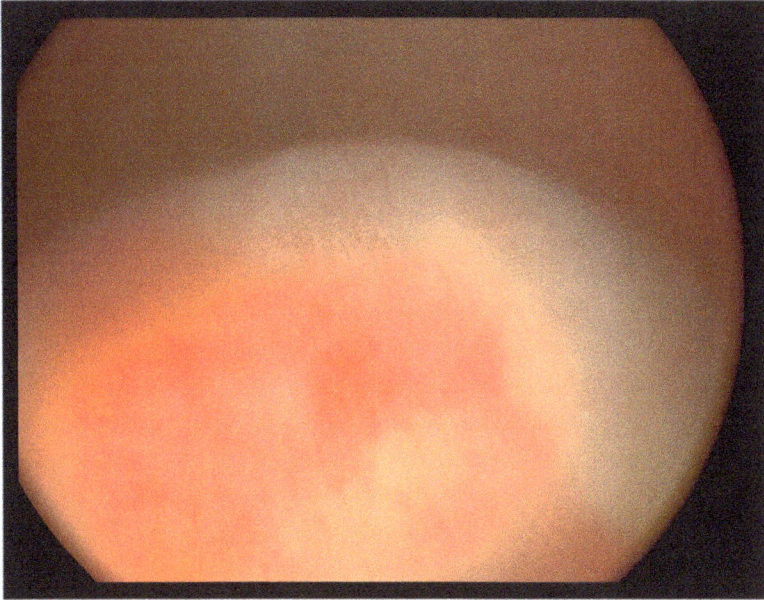

46jährige Patientin

1. Klinische Diagnose	Rezidivierende Hyper- und Dysmenorrhoen
2. Anamnese	Hyper- und Dysmenorrhoen seit 2 Jahren, jetzt sekundäre Anämie (Hb 7,8 g/dl)
3. Sonographie	Intrauterine echodichte Strukturen 3,0 × 2,8 cm (Verdachtsdiagnose: submuköses Myom)
4. Hysteroskopie	**Submuköses Hinterwandmyom ca. 3 cm Durchmesser**
5. Therapie	Transzervikale Myomresektion
6. Histologie	20 g Leiomyomanteile

Merke: Neben der Gradeinteilung sollte auch eine ungefähre Größenbeschreibung der Myome erfolgen.

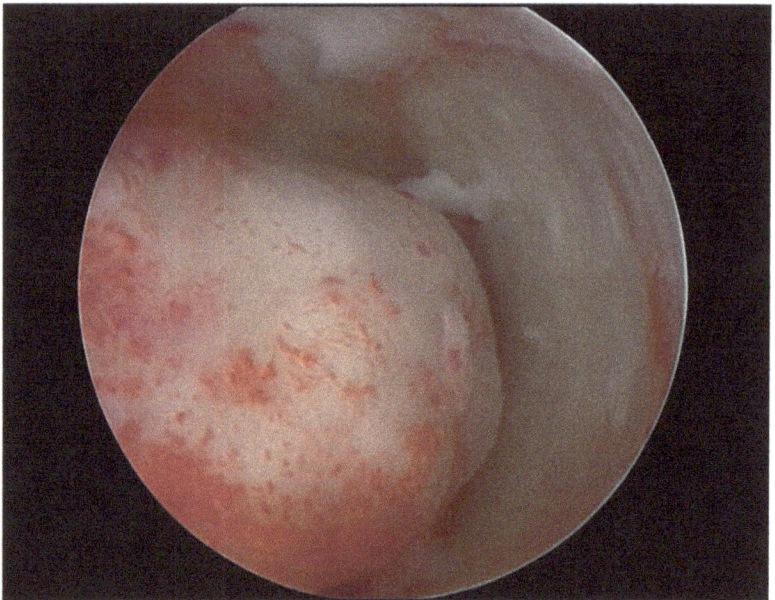

52jährige Patientin

1. Klinische Diagnose	Uterus myomatosus mit Blutungsstörungen, rez. Pap III D, Cystocele II°
2. Anamnese	Seit 5 Jahren Uterus myomatosus, jetzt Wachstumstendenz und Blutungsstörungen; 3 × Pap III D in den letzen 12 Monaten → vaginale Hysterektomie mit Plastiken geplant
3. Sonographie	Multiple intramurale und submuköse Myome
4. Hysteroskopie	**4 cm großes submuköses Myom Grad 0**
5. Therapie	Vaginale Hysterektomie cum Morcellement sine Adnexe mit vorderer Plastik
6. Histologie	Multiple Leiomyome (Uterusgewicht: 320 g)

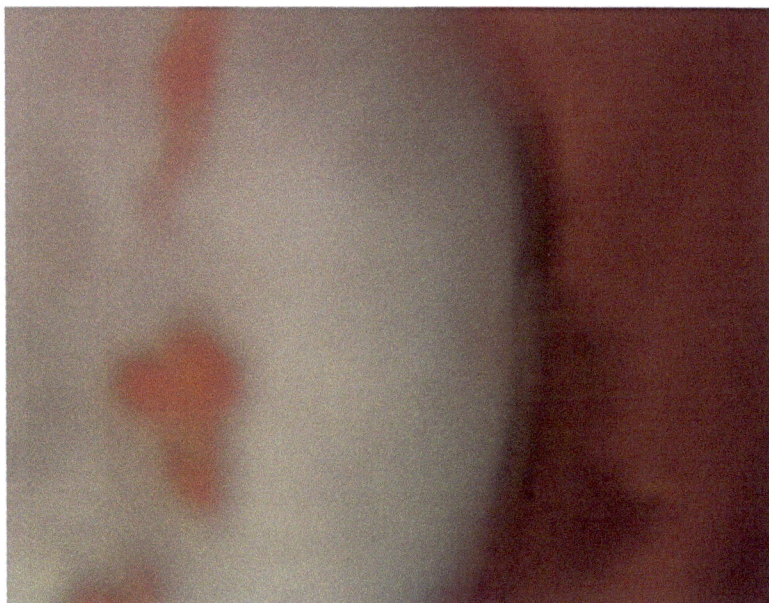

45jährige Patientin

1. Klinische Diagnose	Dauerblutungen bei Uterus myomatosus
2. Anamnese	Uterus myomatosus seit 5 Jahren bekannt, jetzt Wachstum multipler submuköser und intramuraler Myome
3. Sonographie	5 intramurale Myome (davon 1 mit submukösem Anteil)
4. Hysteroskopie	**Großes submuköses Myom Seitenwand links mit intramuralem Anteil (ca. 20%)**
5. Therapie	Laparoskopisch suprazervikale Hysterektomie
6. Histologie	Uterus myomatosus (420 g)

Merke: Bei submukösen Myomen sollte auch sonographisch nach weiteren Myomen (intramural, subserös) gesucht werden.

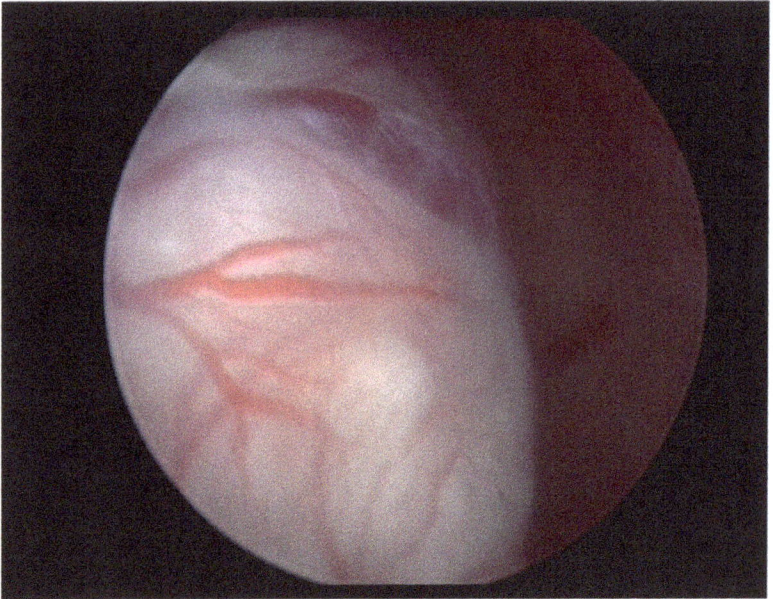

55jährige Patientin

1. Klinische Diagnose	Postmenopausenblutung
2. Anamnese	Postmenopausenblutung (Menopause vor 3 Jahren), gelegentliche Unterbauchschmerzen
3. Sonographie	Intracavitäre echodichte Struktur 3,8 × 3,2 cm, Verdachtsdiagnose: Polyp/Myom
4. Hysteroskopie	**4 cm großes, gut durchblutetes Myom von der hinteren Seitenwand rechts ausgehend (mit ausgeprägte Gefäßzeichnung an der Oberfläche)**
5. Therapie	Hysteroskopische Myomresektion
6. Histologie	Leiomyomanteile (32 g)

Merke: Eine Unterscheidung zwischen fibrosiertem Polyp und submukösem Myom ist sonographisch und auch hysteroskopisch nicht sicher möglich.

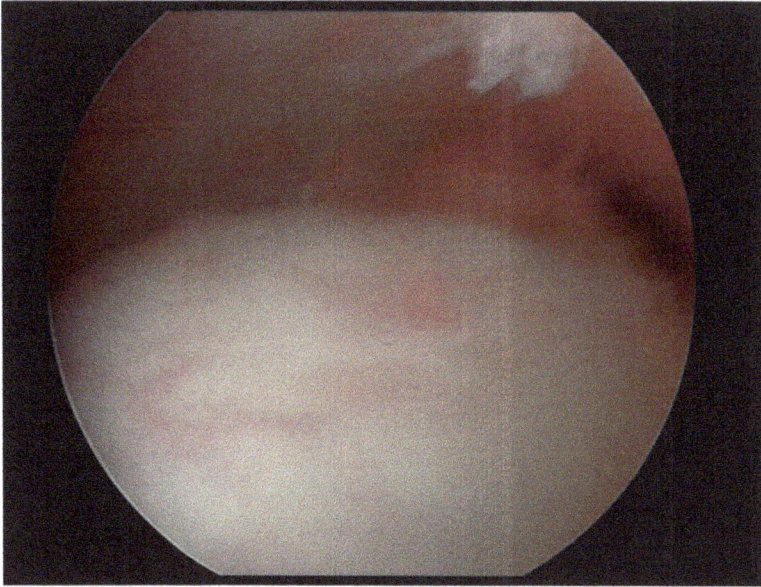

48jährige Patientin

1. Klinische Diagnose   Uterus myomatosus
2. Anamnese   Uterus myomatosus seit mehreren Jahren
                        bekannt mit Wachstum, vor 1 und 2 Jah-
                        ren Myomembolisation, danach erneute
                        Wachstumstendenz und zunehmende
                        Beschwerden
                        → Planung LASH
3. Sonographie   4,5 cm großes submukös-intramurales Hin-
                        terwandmyom, Endometriumdicke: 5 mm
4. **Hysteroskopie**   **5 cm großes submukös-intramurales
                        Hinterwandmyom, Endometrium sonst
                        unauffällig**
5. Therapie   LASH sine Adnexe
6. Histologie   Uterus myomatosus (460 g)

Merke: Auch nach Myomembolisation können erneute thera-
piebedürftige Myome auftreten.

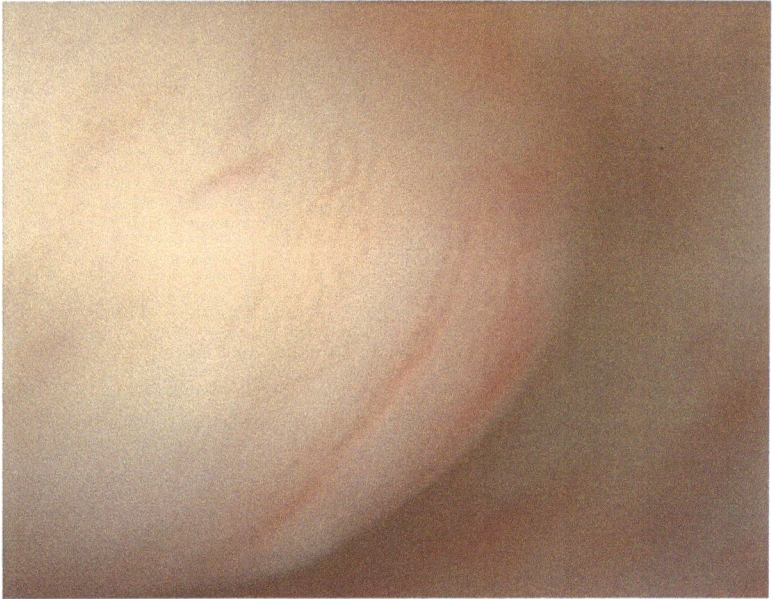

41jährige Patientin

1. Klinische Diagnose	Uterus myomatosus mit Beschwerden und Blutungsstörungen
2. Anamnese	Seit 3 Jahren zunehmende Unterbauch-beschwerden und Blutungsstörungen bei Uterus myomatosus mit Wachstumsten-denz, Z.n. 2 x Sectio
3. Sonographie	Multiple Myome, 1 großes Vorderwand-myom durch gesamte Wand reichend
4. Hysteroskopie	**Submukös-intramurales Vorderwandmy-om Grad 2 (nimmt mehr als die Hälfte des Cavums ein)**
5. Therapie	LASH
6. Histologie	Multiple Leiomyome

Merke: Bei Grad 2-Myomen ist die weiterführende Therapie (or-ganerhaltend versus Hysterektomie) besonders kritisch zu prüfen.

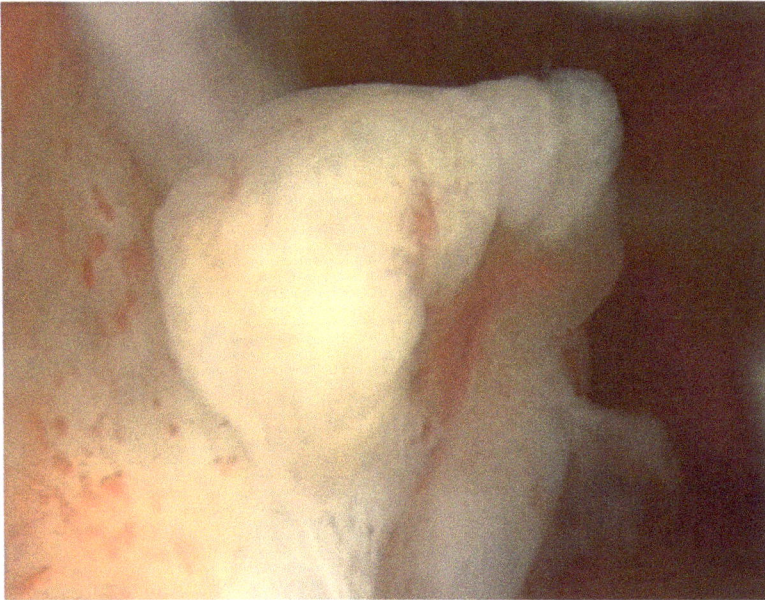

40jährige Patientin

1. Klinische Diagnose	Myomreste bei Zustand nach Perforation bei Myomresektion
2. Anamnese	Vor 4 Monaten Myomresektion außerhalb mit Perforation
3. Sonographie	Myomanteile submukös-intramural isthmusnah 1,7 × 2,0 cm
4. Hysteroskopie	**Seitenwandmyom rechts Grad 2, submukös-intramurale Myomanteile (60% intramuraler Anteil)**
5. Therapie	Transzervikale Myomresektion
6. Histologie	Leiomyom (15 g)

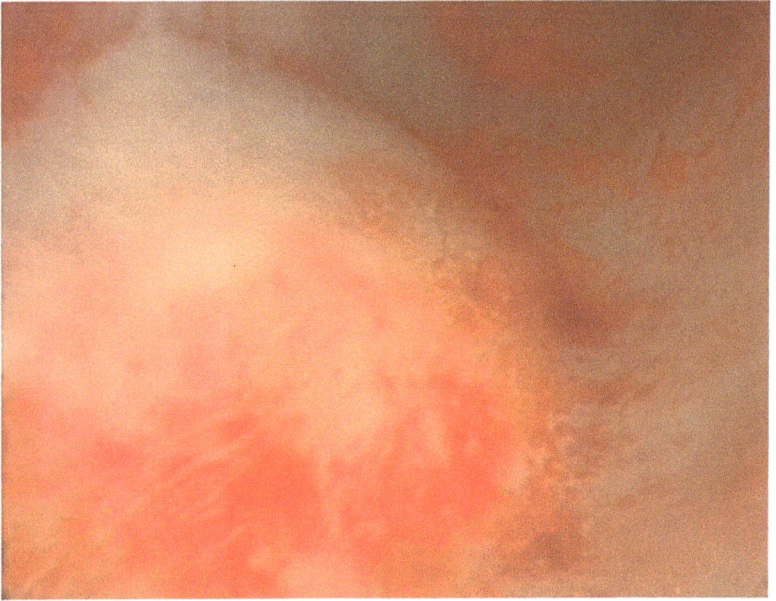

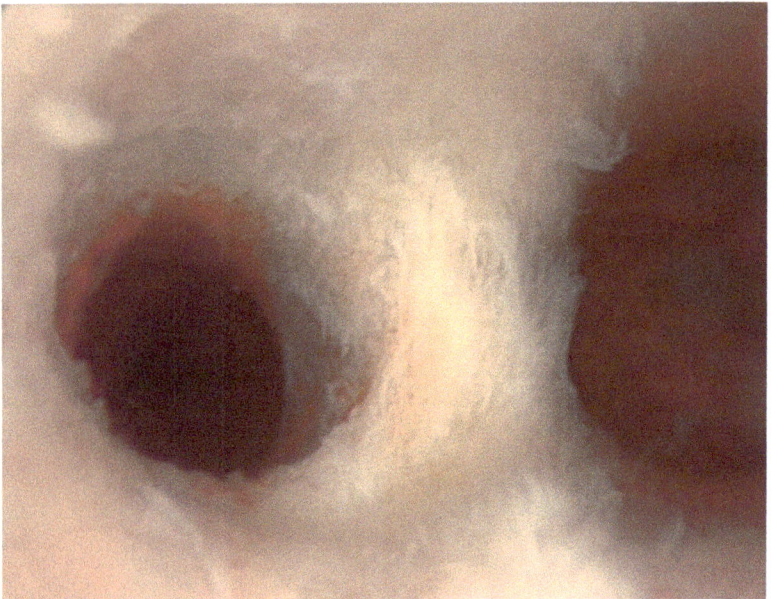

52jährige Patientin

1. Klinische Diagnose	Postmenopausenblutung
2. Anamnese	Postmenopausenblutung, Nullipara
3. Sonographie	Endometriumdicke: 5 mm, intrauerine Struktur 2,0 × 1,2 cm echodicht (= Septum)
4. Hysteroskopie	**Uterus subseptus, ca. 3,5 cm tief reichendes schmales Septum, rechte Cavumhälfte kleiner als die linke Cavumhälfte, intramurales Hinterwandmyom (Grad 2) im linken Cavum**
5. Therapie	Fraktionierte Abrasio (Corpuskürettage aus beiden Cavumhälften)
6. Histologie	Atrophes Endometrium

Merke: Uterusfehlbildungen und Myome können auch nebeneinander vorkommen. Die sonographische Diagnostik ist dabei oft erschwert.

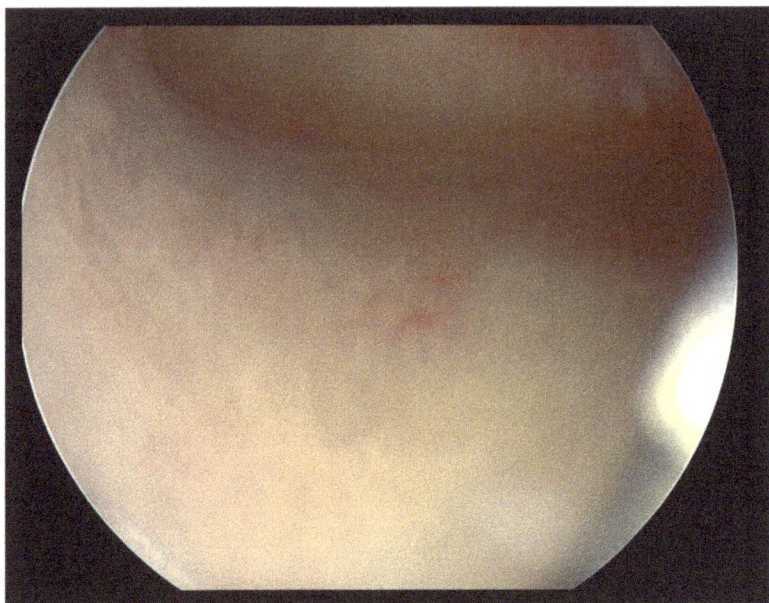

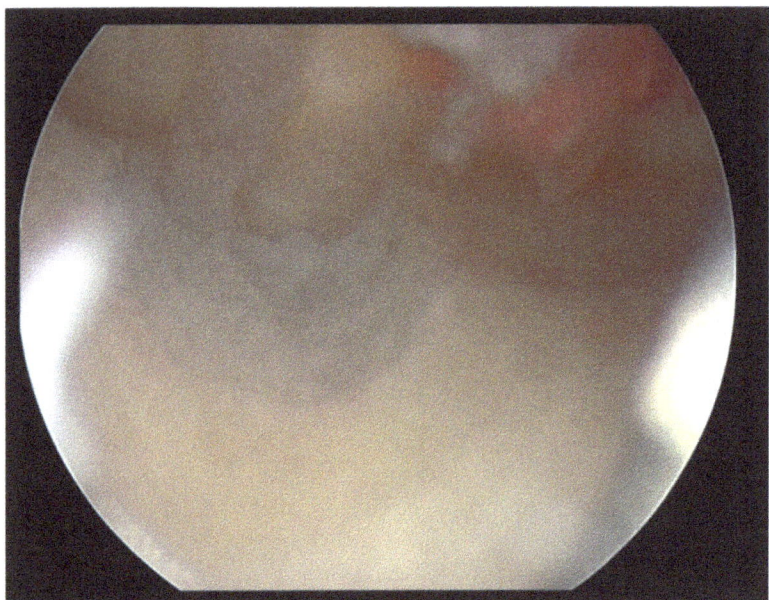

40jährige Patientin

1. Klinische Diagnose	Rezidivierende Hypermenorrhoen
2. Anamnese	Seit 3 Jahren zunehmende Hypermenor-rhoen, Gestagentherapie ohne Erfolg
3. Sonographie	Endometriumdicke: 10 mm (post menstruationem)
4. Hysteroskopie	**Hyperplastisches Endometrium (siehe Schiebetest Hinterwand)**
5. Therapie	Endometriumresektion in gleicher Sitzung
6. Histologie	Proliferatives Endometrium

Merke: Mit dem Vorschieben der Hysteroskopie lässt sich der Niveauunterschied des Endometriums zur Beurteilung der Hyperplasie darstellen (Endometriumschiebetest).

Endometriumschiebetest

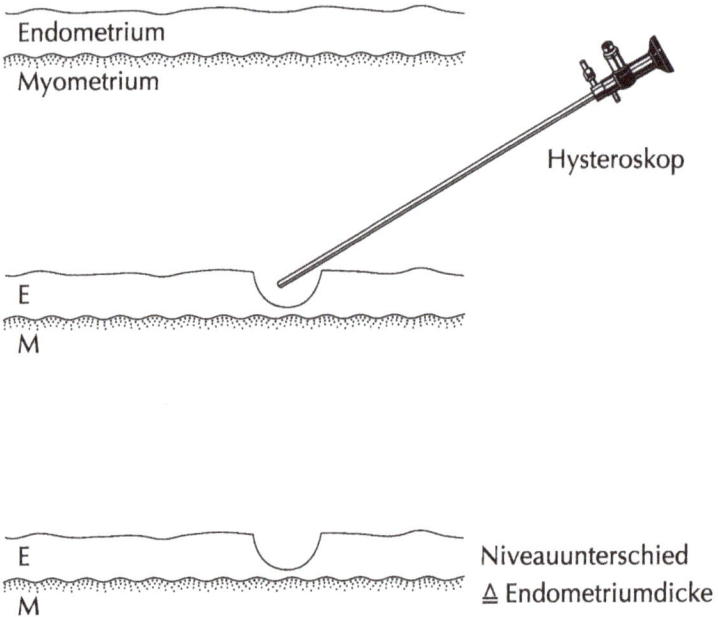

Endometrium

Myometrium

Hysteroskop

E

M

E   Niveauunterschied
                                           ≙ Endometriumdicke
M

Durch Verschieben des Hysteroskopschaftes im hyperplastischen Endometrium lässt sich ein Niveauunterschied zwischen Endometrium und Myometrium darstellen. Somit kann das Ausmaß der Hyperplasie besser beurteilt werden.

Merke: Bei hohem intrauterinen Druck und gleichmäßiger Endometriumhyperplasie wird ohne Schiebetest das Endometrium sonst oft fälschlicherweise als atroph bzw. flach eingestuft.

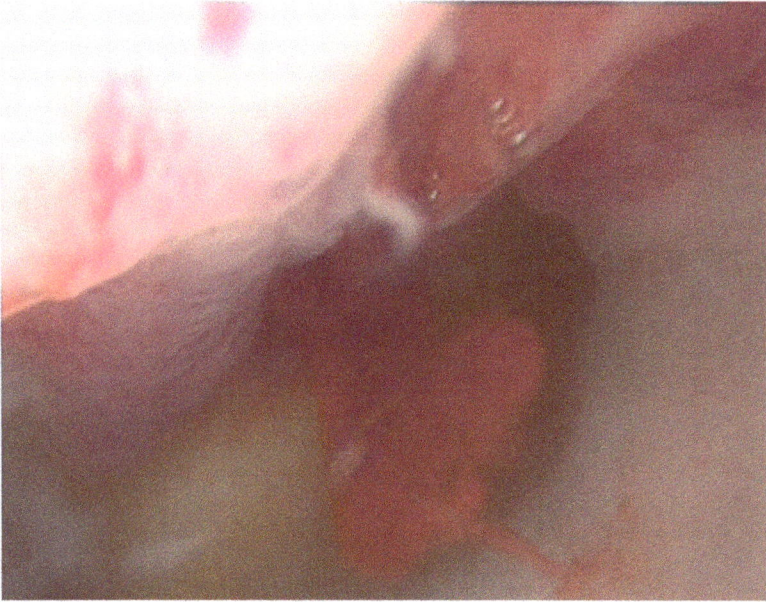

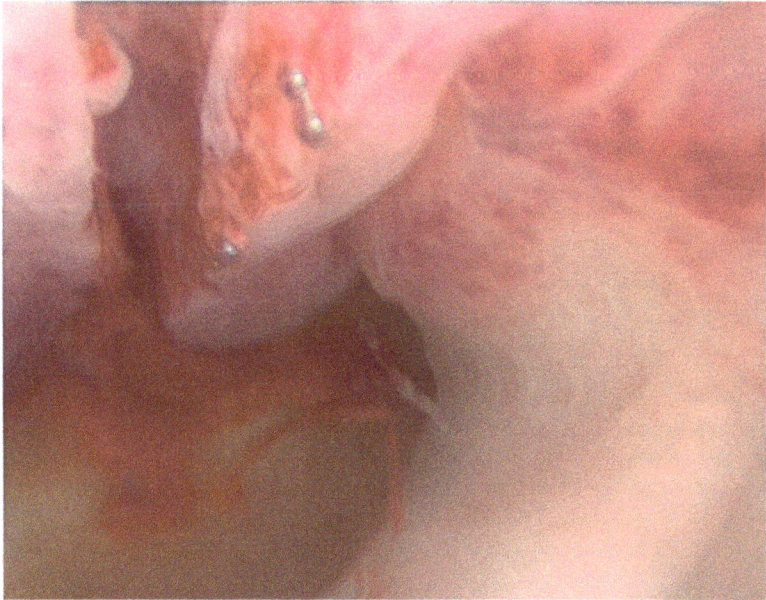

46jährige Patientin

1. Klinische Diagnose	Blutung nach Pause (Perimenopause)
2. Anamnese	Seit 9 Monaten rezidivierende Metrorrhagien, Gestagentherapie ohne Erfolg
3. Sonographie	Endometriumdicke: 12 mm
4. Hysteroskopie	**Endometriumhyperplasie (insbesondere Vorwand) (siehe Schiebetest)**
5. Therapie	Fraktionierte Abrasio
6. Histologie	Glandulär-zystische Hyperplasie

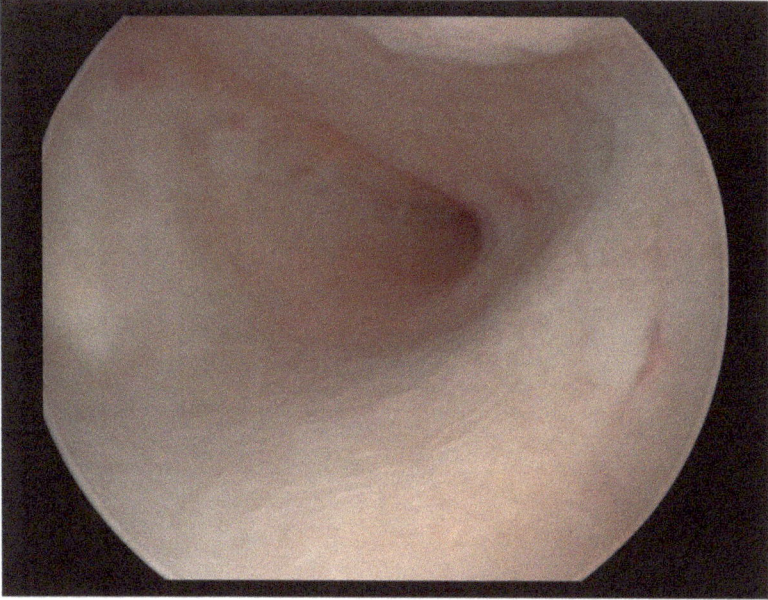

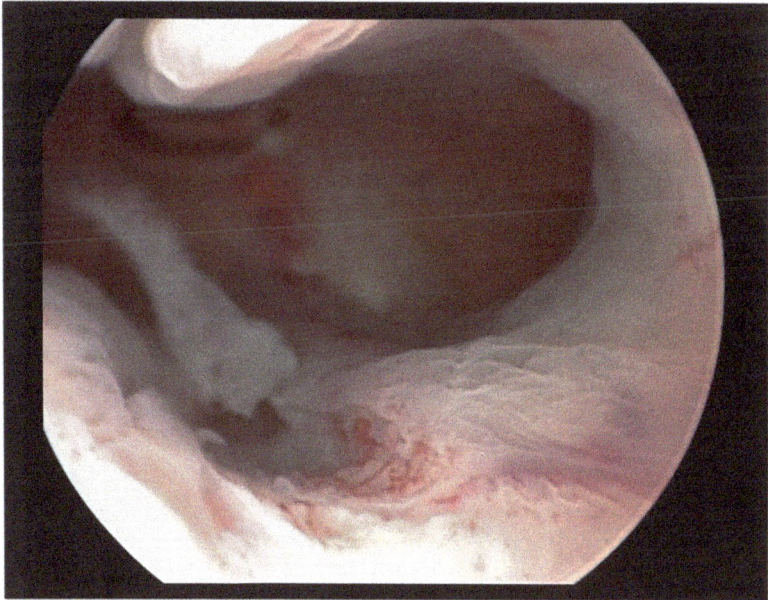

34jährige Patientin

1. Klinische Diagnose	Rezidivierende Hyper- und Dysmenorrhoe
2. Anamnese	Seit 2 Jahren rezidivierende Hypermenorrhoe, Dysmenorrhoe, Hysteroskopie und Abrasio vor 1 Jahr, Corpuspolyp
3. Sonographie	Endometriumdicke: 10 mm (post menstruationem), Verdacht auf Adenomyosis
4. Hysteroskopie	**Endometriumhyperplasie (siehe Schiebetest Hinterwand)**
5. Therapie	Fraktionierte Abrasio
6. Histologie	Polypoides Endometrium
7. Empfehlung	Gestagen-IUS oder LASH

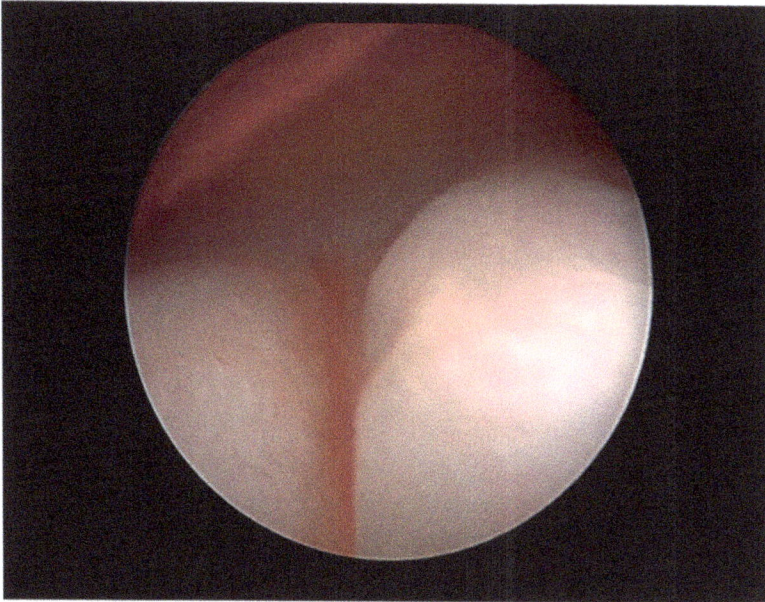

44jährige Patientin

1. Klinische Diagnose	Uterus myomatosus mit Blutungsstörungen
2. Anamnese	Uterus myomatosus
3. Sonographie	Multiple intramurale Myome, Endometriumdicke: 8 mm (post menstruationem)
4. Hysteroskopie	**Polypöses Endometrium Hinterwand**
5. Therapie	LASH
6. Histologie	Multiple Leiomyome, proliferatives Endometrium

Merke: Vor einer LASH sollte wegen der notwendigen Morcellation des Corpus uteri stets eine diagnostische Hysteroskopie erfolgen, um prämaligne oder maligne Veränderungen auszuschließen.

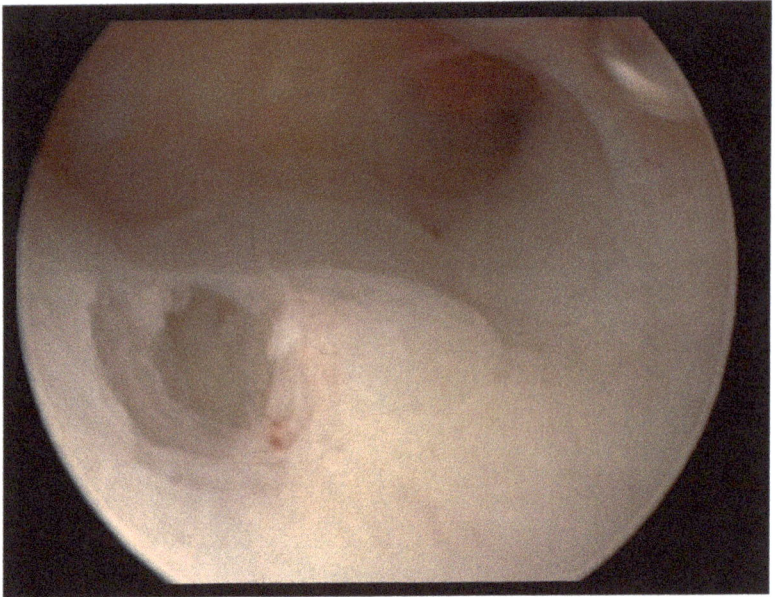

38jährige Patientin

1. Klinische Diagnose	Hyper- und Dysmenorrhoe
2. Anamnese	Seit 2 Jahren zunehmende Hyper- und Dysmemorrhoe (hoher Analgetikaverbrauch perimenstruell)
3. Sonographie	Uterus hyperplastisch (Verdacht auf Adenomyosis) Endometriumdicke: 10 mm (9. ZT)
4. Hysteroskopie	**Fokale Endometriumhyperplasie Hinterwand, sonst Cavum regelrecht**
5. Therapie	Fraktionierte Abrasio, Laparoskopie (Endometrioseresektion) LASH im Intervall (Adenomyosis bestätigt)
6. Histologie	Glandulär-zystische Hyperplasie

Merke: Adenomyosis uteri und Endometriumhyperplasie kommen aufgrund der estrogenbedingten Ätiologie häufig gemeinsam vor.

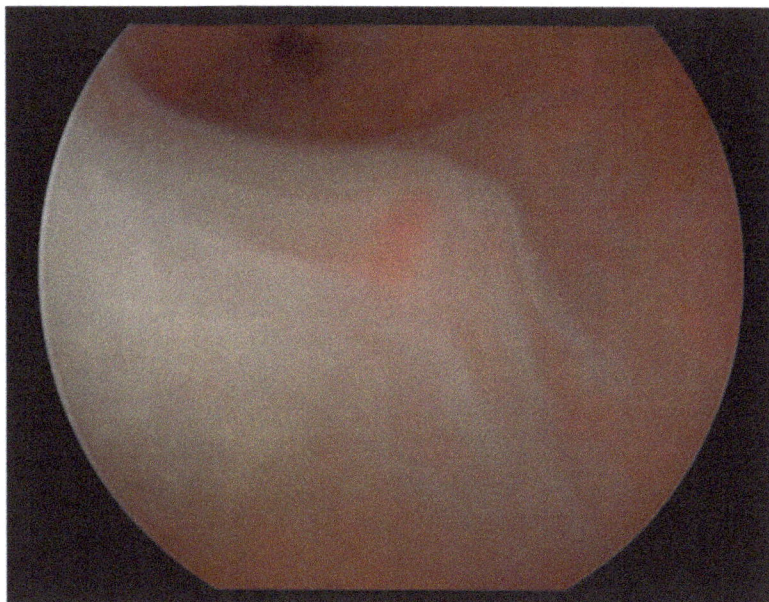

52jährige Patientin

1. Klinische Diagnose	Dauerblutungen
2. Anamnese	Dauerblutungen seit 13 Tagen, vorher bereits seit ca. 1 Jahr Metrorrhagien, bekannter Uterus myomatosus
3. Sonographie	Endometriumdicke: 13 mm, multiple intramurale Myome (bis 3 cm Größe)
4. Hysteroskopie	**Hyperplastisches Endometrium mit multiplen sich vorwölbenden Myomkeimen**
5. Therapie	Fraktionierte Abrasio Im Intervall vaginale Hysterektomie mit Plastiken
6. Histologie	Hyperplastisches Endometrium

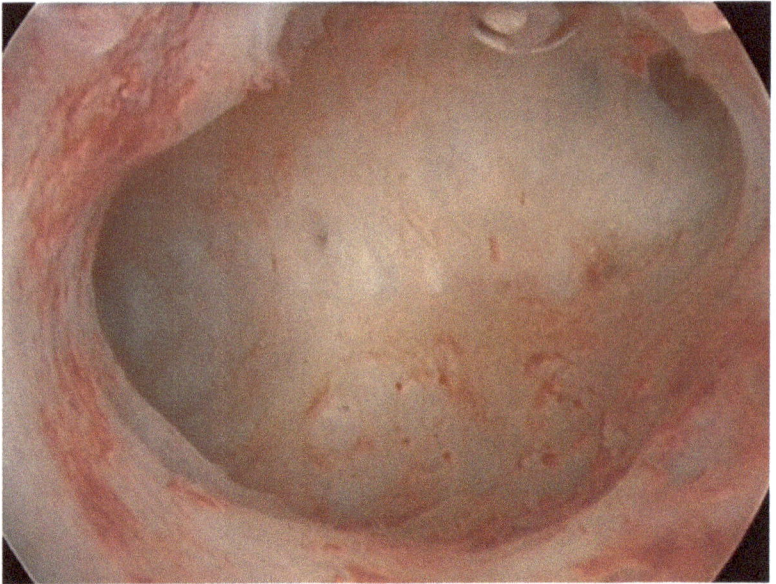

67jährige Patientin

1. Klinische Diagnose	Postmenopausenblutung
2. Anamnese	2 Abrasiones wegen rezidivierenden Postmenopausenblutungen (vor 2 und 6 Jahren)
3. Sonographie	Endometriumdicke: 8 mm
4. Hysteroskopie	**Gering fokale Hyperplasie, sonst Cavum regelrecht**
5. Therapie	Fraktionierte Abrasio Vaginale Hysterektomie (auf Wunsch der Patientin bei rezidivierenden Blutungsstörungen)
6. Histologie	Fokales polypöses Endometrium mit initialer Polypbildung

Merke: Die meisten Endometriumhyperplasien treten fokal auf, so dass dann die histologische Abklärung gezielt erfolgen sollte (Targetkürettage).

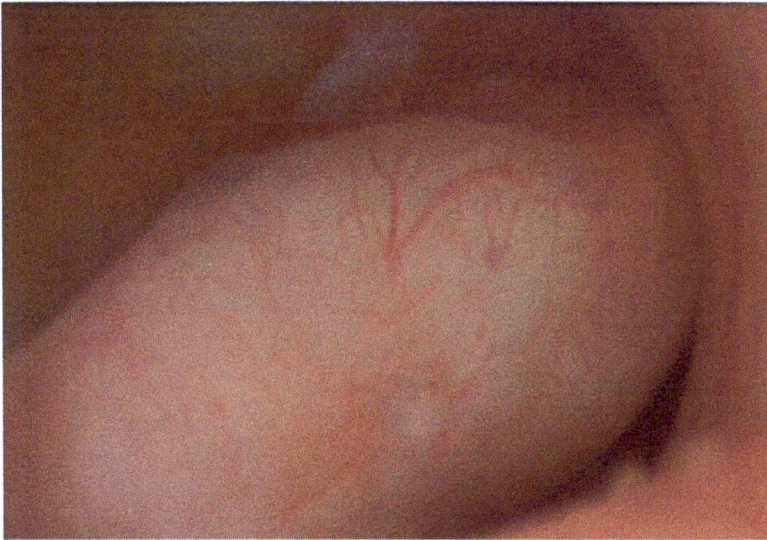

61 jährige Patientin

1. Klinische Diagnose	Corpuspolyp (sonographischer Verdacht)
2. Anamnese	Bei Vorsorge sonographisch auffälliges Endometrium
3. Sonographie	Endometriumdicke: 10 mm, abgrenzbare intrauterine Struktur 15 x 11 mm (Verdacht auf Corpuspolyp)
4. Hysteroskopie	**Großer Corpuspolyp Hinterwand, Endometrium sonst unauffällig**
5. Therapie	– Fraktionierte Abrasio und Polypabtragung mit der Fasszange, Kontroll-HSK: unauffällig – Im Intervall: vaginale Hysterektomie mit Adnexen
6. Histologie	– Corpuspolyp mit Anteilen einer atypischen adenomatösen Hyperplasie – Uterus und Ovarien unauffällig, keine weiteren Hyperplasieanteile

Merke: In ca. 7% der sonographisch und hysteroskopisch unauffälligen Corpuspolypen in der Postmenopause finden sich prämaligne oder maligne Veränderungen.

Corpuspolypen

1. Corpuspolypen stellen eine der häufigsten Blutungsursachen (insbesondere in der Perimenopause) dar.
2. Bei einer fraktionierten Abrasio ohne Hysteroskopie werden Polypen häufig nicht oder inkomplett entfernt.
3. Die Hysteroskopie ermöglicht eine Diagnostik von Polypen und die komplette Entfernung kann intraoperativ kontrolliert werden (Kontroll-Hysteroskopie).
4. Mit der kompletten Entfernung der Polypen (sowohl per Target-kürettage, Fasszange oder Resektion) sind die Blutungsstörungen meist behandelt.
5. Die entfernten Polypen müssen sorgfältig histologisch untersucht werden.

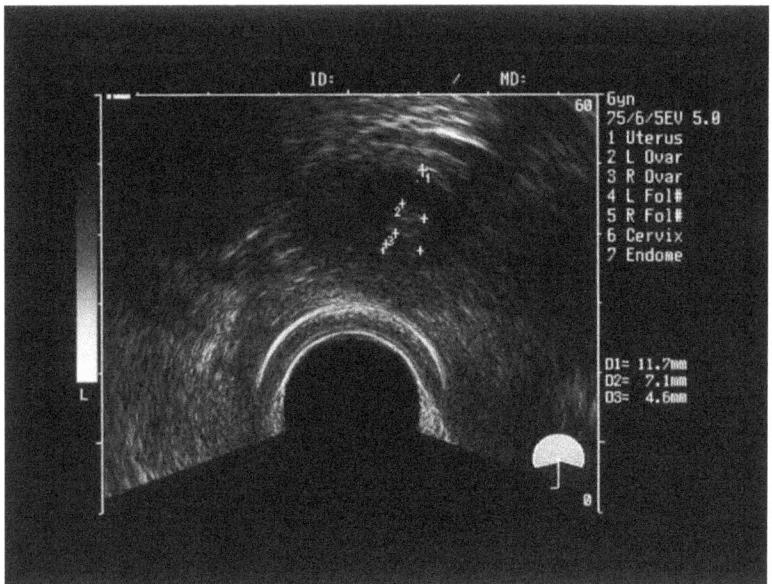

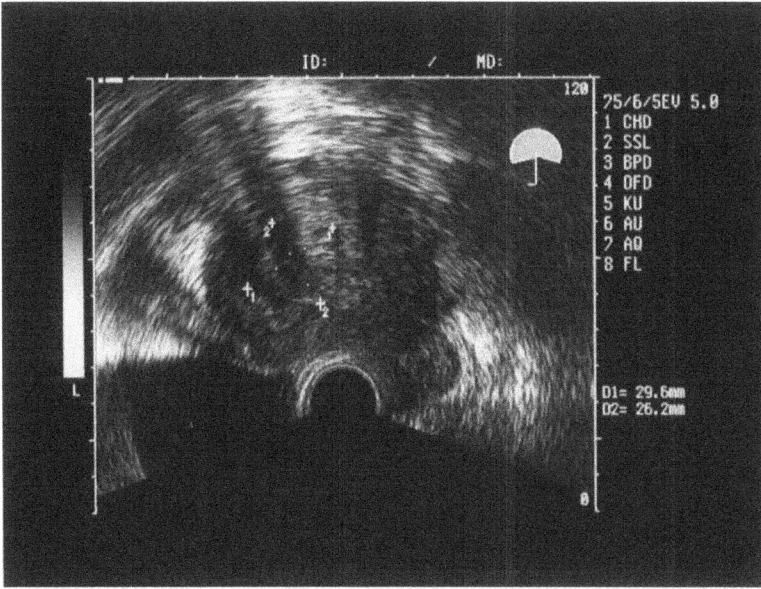

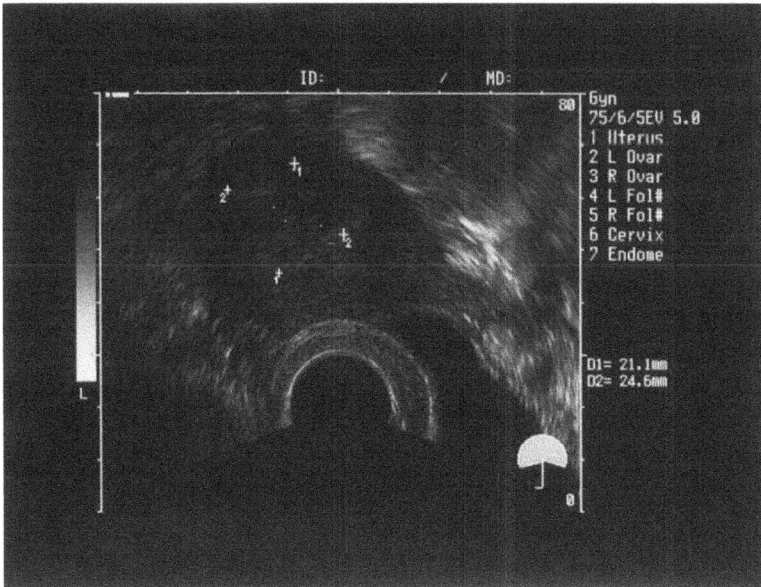

Sonographischer Befund mit dringendem Verdacht auf einen Corpuspolypen (hysteroskopisch bestätigt).

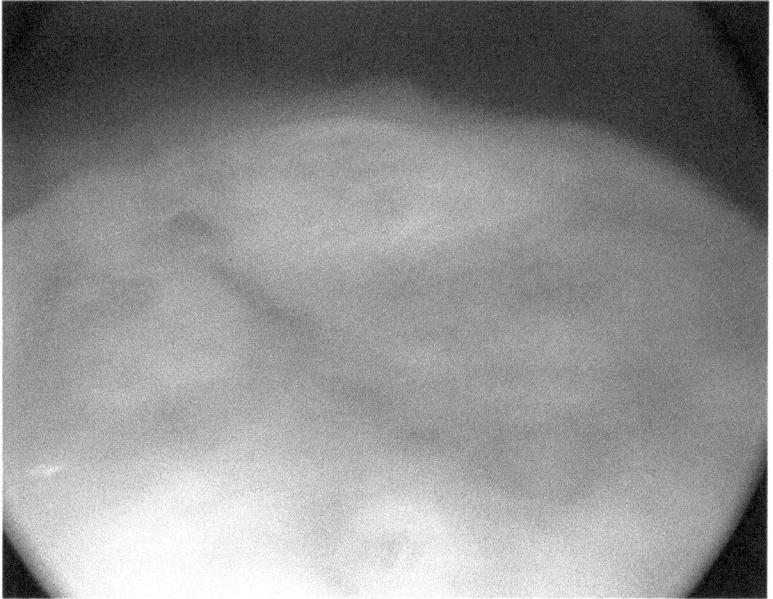

45jährige Patientin

1. Klinische Diagnose	Blutungsstörungen bei Uterus myomatosus
2. Anamnese	Vor 1 Jahr Hysteroskopie und Abrasio, Histologie: einfache adenomatöse Hyperplasie
3. Sonographie	Endometriumdicke: 12 mm (8. ZT), 3 intramurale Myome
4. Hysteroskopie	**Großer unauffälliger Corpuspolyp**
5. Therapie	Abrasio und Polypextraktion mit Fasszange Nach Schnellschnitthistologie LASH
6. Histologie	Fibroglandulärer Polyp ohne Malignität Uterus myomatosus

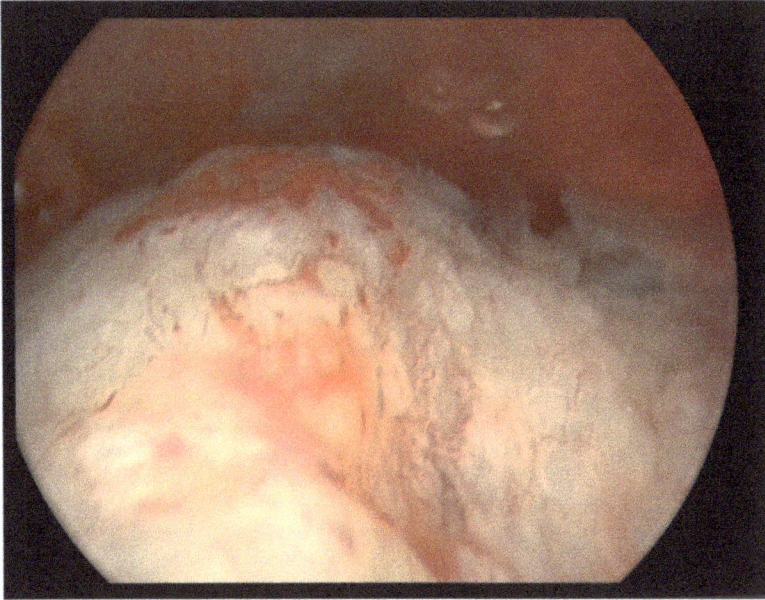

85jährige Patientin

1. Klinische Diagnose	Postmenopausenblutung
2. Anamnese	Postmenopausenblutung (Menopause vor 32 Jahren)
3. Sonographie	Endometriumdicke: 18 mm
4. Hysteroskopie	**Großer fibrosierter Corpuspolyp Hinterwand**
5. Therapie	Fraktionierte Abrasio, Polypextraktion mit Fasszange, Kontrollhysteroskopie: Cavum leer
6. Histologie	Fibrosierter glandulär-zystischer Corpuspolyp

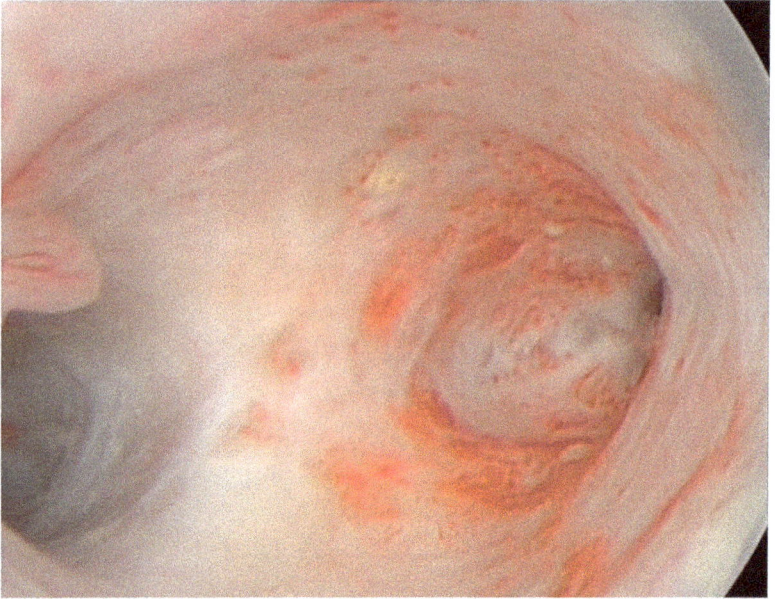

65jährige Patientin

1. Klinische Diagnose	Rezidivierende Postmenopausenblutung
2. Anamnese	Vor 1 Jahr Hysteroskopie und Abrasio mit unauffälligem Befund
3. Sonographie	Endometriumdicke: 8 mm
4. Hysteroskopie	**Kleiner Corpuspolyp rechte Seitenwand Uterus arcuatus**
5. Therapie	Polyp- und Endometriumresektion
6. Histologie	Corpuspolyp, sonst atrophes Endometrium

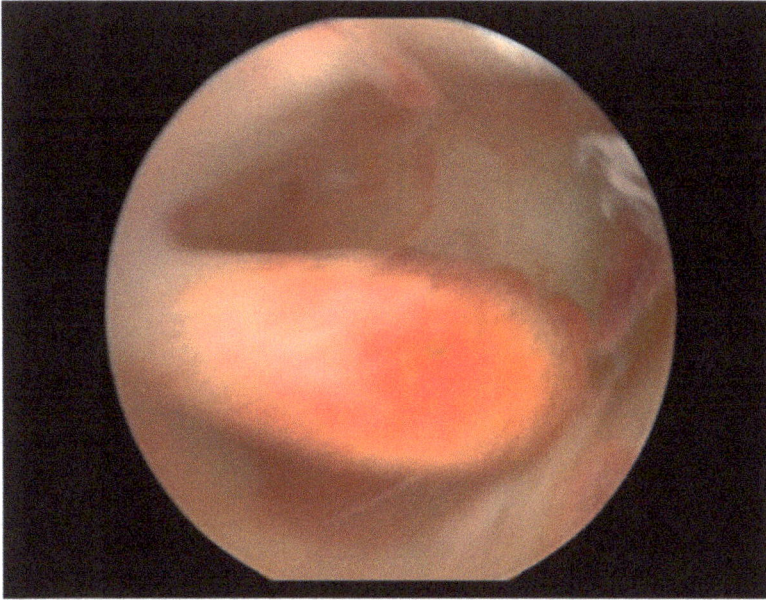

45jährige Patientin

1. Klinische Diagnose	Rezidivierende Dauerblutungen
2. Anamnese	Metrorrhagien seit 2–3 Jahren, Gestagen-therapie nur temporär erfolgreich
3. Sonographie	Endometriumdicke: 12 mm post menstruationem
4. Hysteroskopie	**Großer Corpuspolyp rechte Seitenwand**
5. Therapie	Fraktionierte Abrasio und Polypextraktion mit der Polypfasszange
6. Histologie	Fibroglandulärer Corpuspolyp

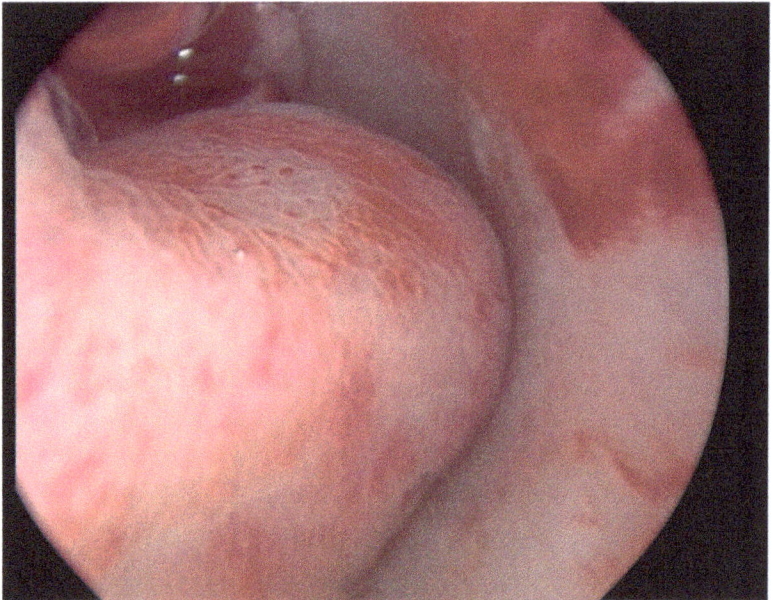

61jährige Patientin

1. Klinische Diagnose	Rezidivierende Postmenopausenblutung
2. Anamnese	Vor 1 Jahr Hysteroskopie und Abrasio mit Polypentfernung, jetzt erneut rezidivierende Postmenopausenblutung bei bekanntem Uterus myomatosus
3. Sonographie	15 × 13 mm intrauterine Struktur (Verdacht auf Corpuspolyp)
4. Hysteroskopie	**Großer vom Fundus ausgehender Corpuspolyp**
5. Therapie	LASH
6. Histologie	Corpuspolyp, multiple Leiomyome

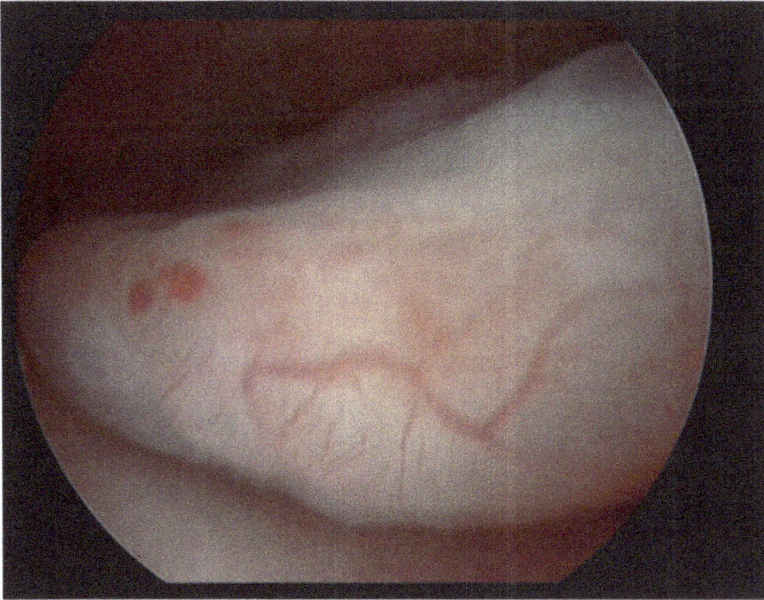

77jährige Patientin

1. Klinische Diagnose	Corpuspolyp
2. Anamnese	Sonographisch suspektes Endometrium
3. Sonographie	Endometriumdicke: 17 mm
4. Hysteroskopie	**Corpuspolyp Hinterwand, Endometrium unauffällig**
5. Therapie	Fraktionierte Abrasio, Polypabtragung mit der Fasszange, Kontroll-Hysteroskopie: Cavum unauffällig
6. Histologie	Fibroglandulärer Polyp, atrophes Endometrium

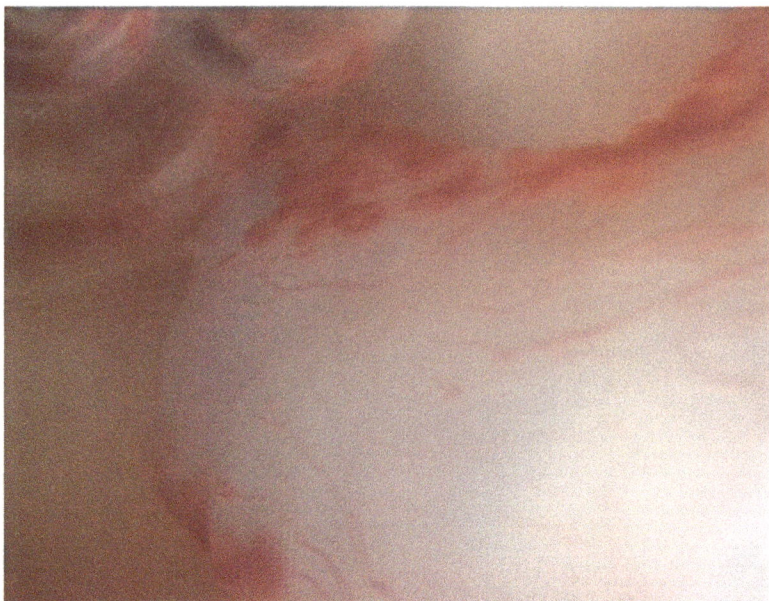

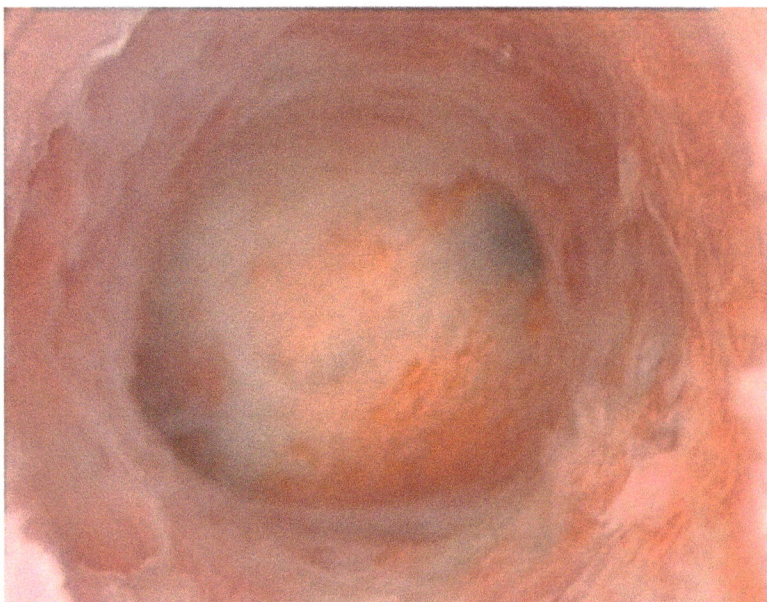

80jährige Patientin

1. Klinische Diagnose	Corpuspolyp
2. Anamnese	Sonographisch auffälliger Befund
3. Sonographie	Endometriumdicke: 15 mm
4. Hysteroskopie	**Zystischer Corpuspolyp Hinterwand**
5. Therapie	Fraktionierte Abrasio und Polypabtragung mit Fasszange, Kontroll-Hysteroskopie: Cavum frei (s. Bild 2)

Merke: Nach Polypentfernung sollte stets eine intraoperative Kontroll-Hysteroskopie durchgeführt werden.

Corpuskarzinom

1. Die Inzidenz von Corpuskarzinomen steigt mit zunehmendem Alter der Patientin an.
2. Bei den Estrogenkarzinomen ist die Sonographie (Endometriumdicke >9 mm) meist richtungsweisend, während bei den de novo-Karzinomen die Klinik (Blutung) das einzige Erstsymptom ist.
3. Die Hysteroskopie sollte besonders beim Corpuskarzinom auch die Zervix umfassen, um ein zu hohes Staging (Zervixbefall – Stadium 2) bei der fraktionierten Abrasio zu korrigieren.
4. Die potentielle Tumorzellverschleppung durch die Hysteroskopie ist in einigen Studien widerlegt worden, zumal meist zeitnah eine operative Therapie des Corpuskarzinoms erfolgt.

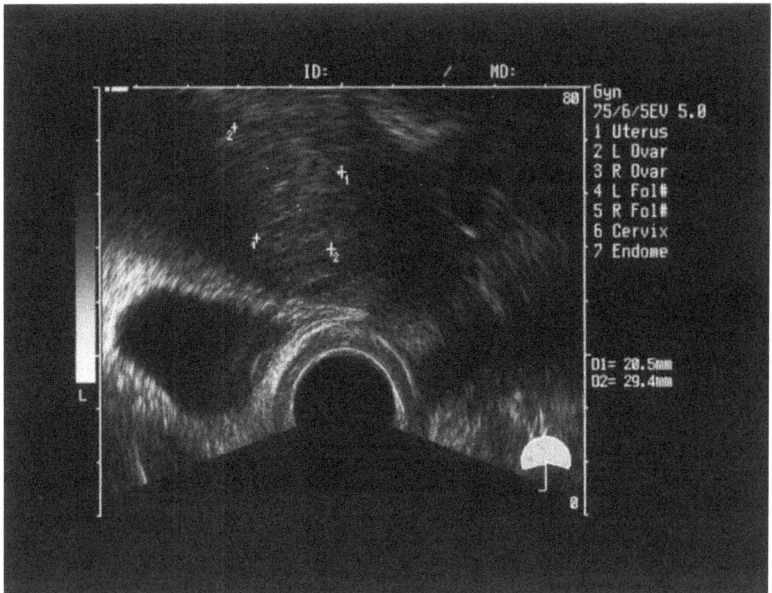

Sonographisches Bild eines hoch aufgebauten Endometriums mit dringendem Verdacht auf ein Corpuskarzinom (hysteroskopisch und histologisch bestätigt).

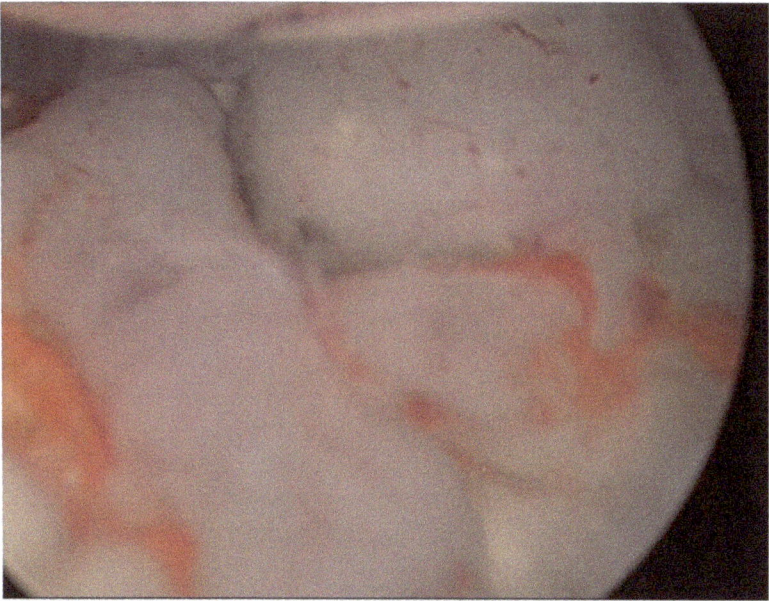

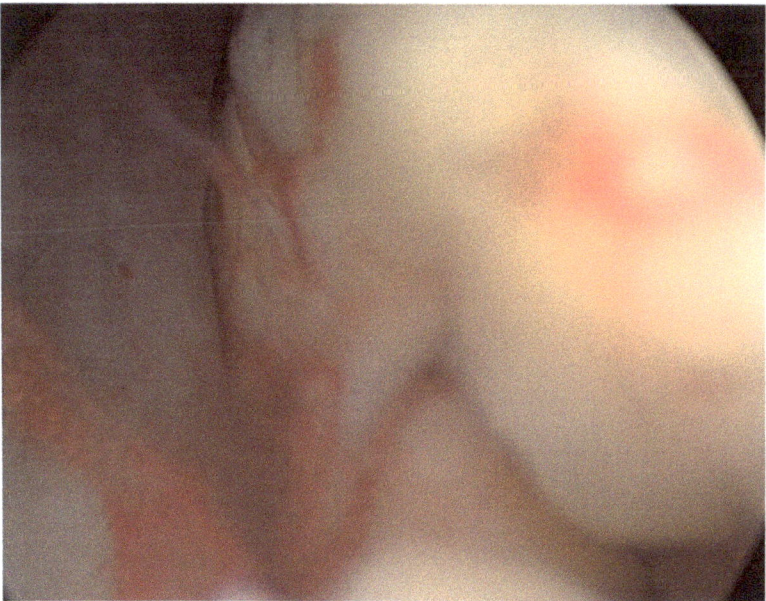

81 jährige Patientin

1. Klinische Diagnose	Postmenopausenblutung
2. Anamnese	Seit 10 Tagen Postmenopausenblutung
3. Sonographie	Endometriumdicke: 23 mm
4. Hysteroskopie	**Reichlich polypöses, suspektes Endometrium, das gesamte Cavum füllend (mit frei verlaufenden Gefäßen)**
5. Therapie	Fraktionierte Abrasio
6. Histologie	Corpuskarzinom G2/G3 (Müller'scher Mischtumor) → abdominale Hysterektomie mit bilateraler Adnektomie, pelvine und paraortale Lymphonodektomie Endgültige Histologie: Ib G3 N0 (0/42)

Merke: Isolierte frei verlaufende Gefäßstrukturen sind ein Hinweis auf ein Corpuskarzinom.

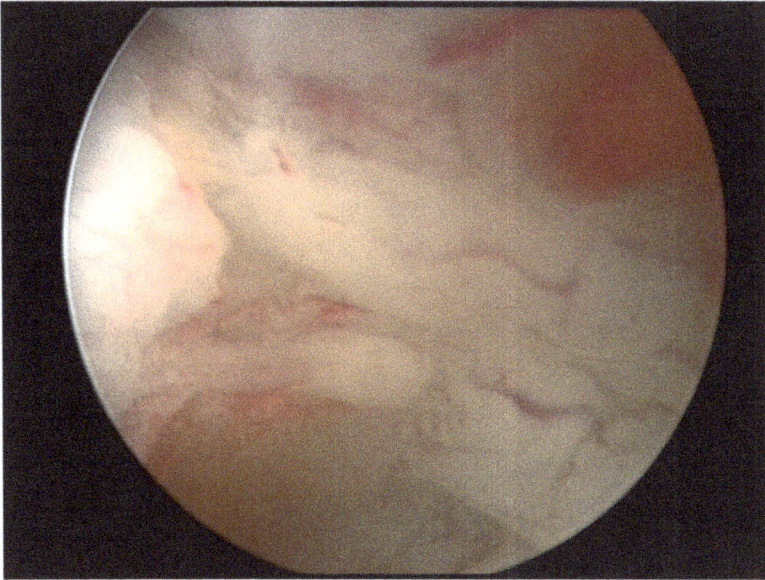

68jährige Patientin

1. Klinische Diagnose	Suspekter histologischer Vorbefund (Polyp mit Atypien)
2. Anamnese	Vor 9 Monaten Hysteroskopie und Abrasio außerhalb Diagnose: Polyp mit Atypien Jetzt: Zuweisung zur Hysterektomie
3. Sonographie	Endometriumdicke: 8 mm
4. Hysteroskopie	**Nekrotisches, gefäßreiches suspektes Endometrium**
5. Therapie	Fraktionierte Abrasio
6. Histologie	Schnellschnitt: Corpuskarzinom G2, Operation beendet 2. Sitzung: LAVH mit Adnexektomie und pelviner und paraaortaler Lymphonodektomie Endgültige Histologie: Corpuskarzinom, I b G2 N0 (0/38)

Merke: Histologische Befunde mit Atypien sollten zeitnah operativ saniert werden, um eine Progression zu vermeiden.

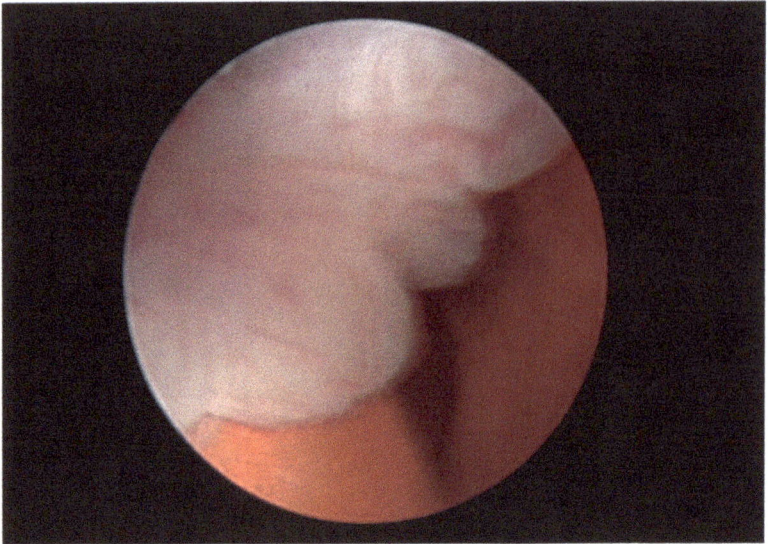

65jährige Patientin

1. Klinische Diagnose	Postmenopausenblutung
2. Anamnese	Adipositas, seit 5 Jahren keine Vorsorge, keine HRT
3. Sonographie	Endometriumdicke: 21 mm
4. Hysteroskopie	**Hyperplastisches, z. T. nekrotisches Endometrium mit frei verlaufenden Gefäßen (das gesamte Cavum einnehmend), Verdacht auf Corpuskarzinom**
5. Therapie	Fraktionierte Abrasio Hysterektomie mit Adnexe und pelviner und paraortaler Lymhonodektomie Afterloading
6. Histologie	Corpuskarzinom I B G2 Enddiagnose T_{1b} N_0 (0/48) M_0 G2

Merke: Ausgedehnte nekrotische Endometriumanteile weisen ebenfalls auf ein Corpuskarzinom hin.

Vorgehen bei Blutungsstörungen bei der Anwendung oraler Kontrazeptiva

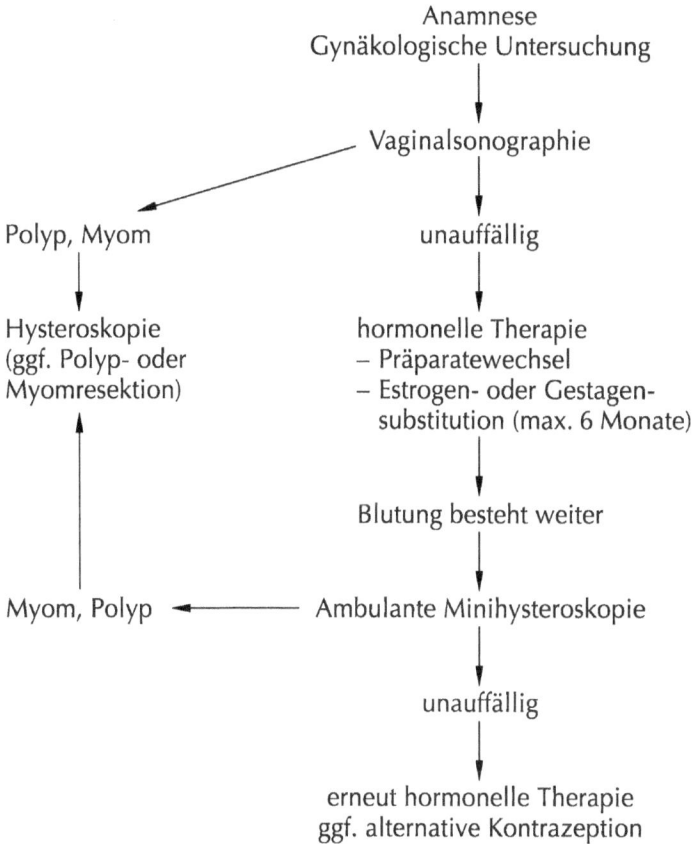

Anamnese
Gynäkologische Untersuchung

Vaginalsonographie

Polyp, Myom   unauffällig

Hysteroskopie   hormonelle Therapie
(ggf. Polyp- oder   – Präparatewechsel
Myomresektion)   – Estrogen- oder Gestagen-
                                   substitution (max. 6 Monate)

                                Blutung besteht weiter

Myom, Polyp ◄————— Ambulante Minihysteroskopie

                                unauffällig

                                erneut hormonelle Therapie
                                ggf. alternative Kontrazeption

Blutungsstörungen unter Hormonsubstitution

1. Blutungsstörungen unter Hormonsubstitution sind adäquat zu diagnostizieren, bedürfen aber keiner invasiveren Diagnostik als Blutungsstörungen ohne Hormonsubstitution, da die histologische Befundung keine Unterschiede ergibt.
2. Die invasive Abklärung vom Blutungsstörungen unter Hormonsubstitution senkt die nachfolgende Compliance.
3. Die Minihysteroskopie ohne Narkose in der Praxis ist zur Abklärung von Blutungsstörungen unter Hormonsubstitution besonders geeignet, da die Compliance für die Hormonsubstitution erhalten bleibt (s. Tab. 5).

Tab 5: Compliance bei Blutungsstörungen unter HRT in Abhängigkeit vom diagnostischen Vorgehen

		Hysteroskopie + Abrasio in Narkose	Mini-Hysteroskopie + Biopsie ohne Narkose
Patientinnen (n)		156	52
nachfolgend		97	49
Compliance	(n)		
Fortsetzung der HRT	(%)	62	94

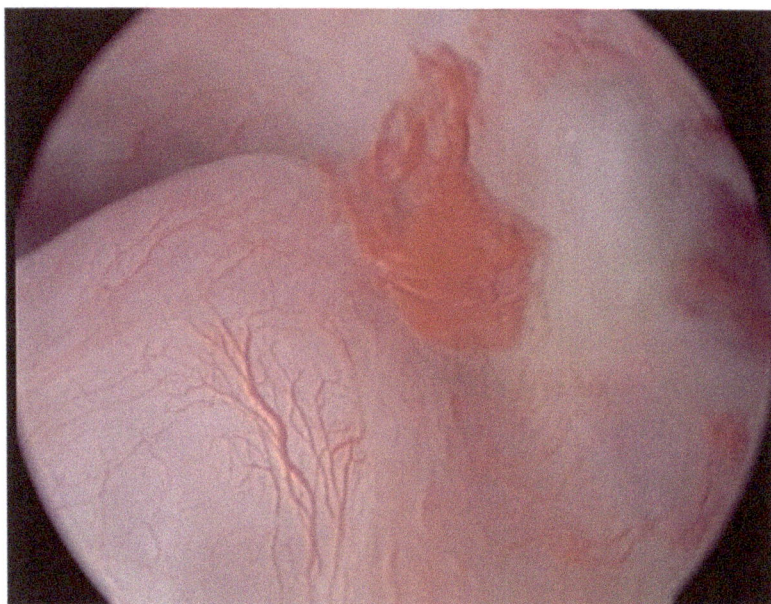

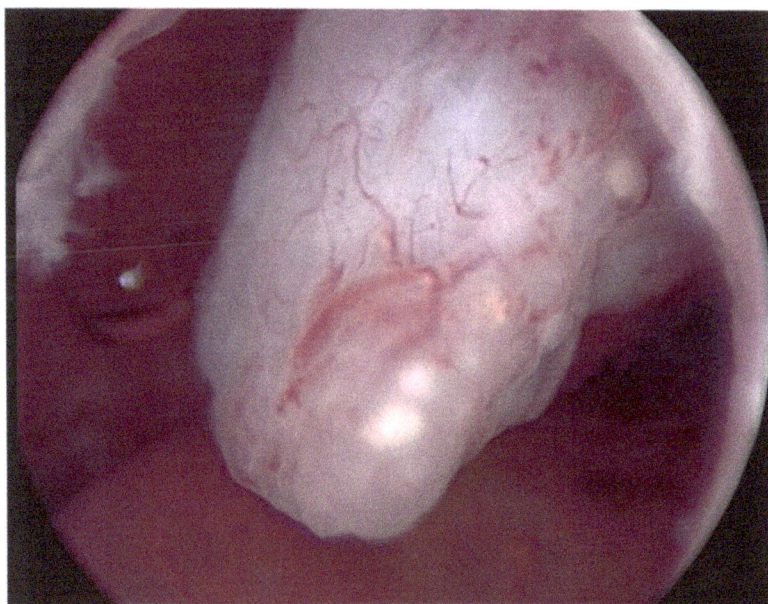

62jährige Patientin

1. Klinische Diagnose	Sonographisch auffälliges Endometrium unter HRT
2. Anamnese	Seit 4 Jahren kontinuierlich-kombinierte HRT (Activelle^R), keine Blutung, keine Beschwerden
3. Sonographie	Endometriumdicke: 13 mm (vor 3 Monaten 8 mm)
4. Hysteroskopie	**2 Corpuspolypen Vorder- und Hinterwand**
5. Therapie	Fraktionierte Abrasio und Kontroll-Hysteroskopie: Cavum frei
6. Histologie	Glanduläre Corpuspolypen

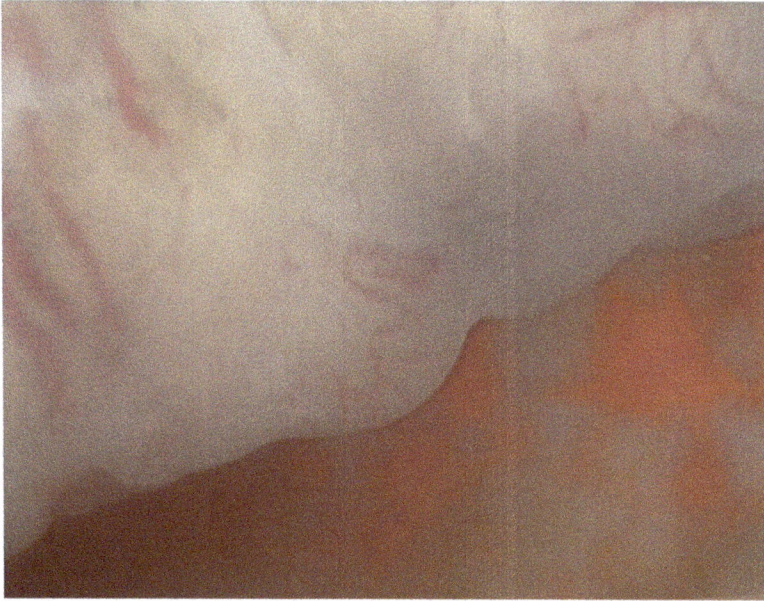

62jährige Patientin

1. Klinische Diagnose	Dauerblutungen unter Hormonsubstitution
2. Anamnese	Blutungsstörungen unter Activelle^R seit 2 Jahren, jetzt Dauerblutungen
3. Sonographie	Endometriumdicke: 14 mm
4. Hysteroskopie	**Großer von der rechten Seitenwand ausgehender Corpuspolyp**
5. Therapie	Fraktionierte Abrasio und Polypextraktion mit der Polypfasszange Kontroll-Hysteroskopie: unauffällig
6. Histologie	Glandulär-zystischer Corpuspolyp

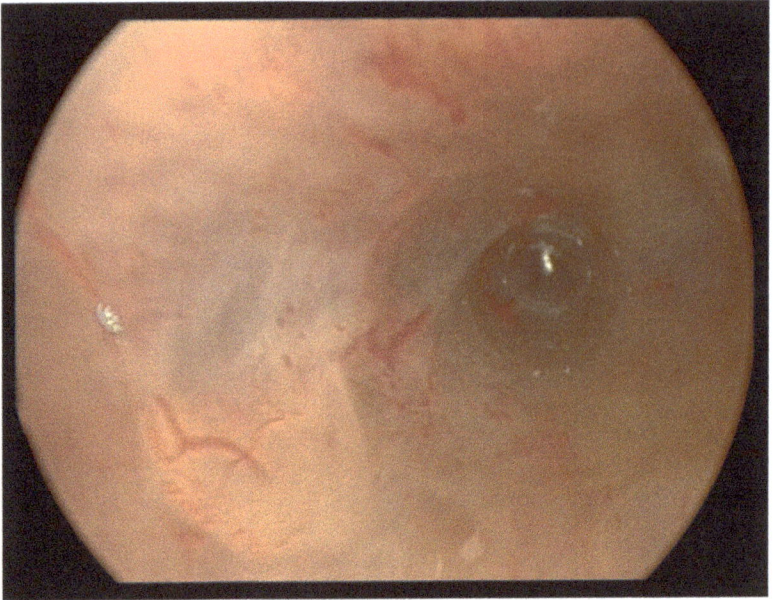

60jährige Patientin

1. Klinische Diagnose	Rezidivierende Blutungsstörungen unter HRT
2. Anamnese	3 Jahre HRT mit Climodien^R, seit 3 Monaten azyklische Durchbruchblutungen
3. Sonographie	Endometriumdicke: 4 mm
4. Hysteroskopie	**gering proliferatives Endometrium an der Vorderwand**
5. Therapie	Fraktionierte Abrasio
6. Histologie	Polypoides Endometrium

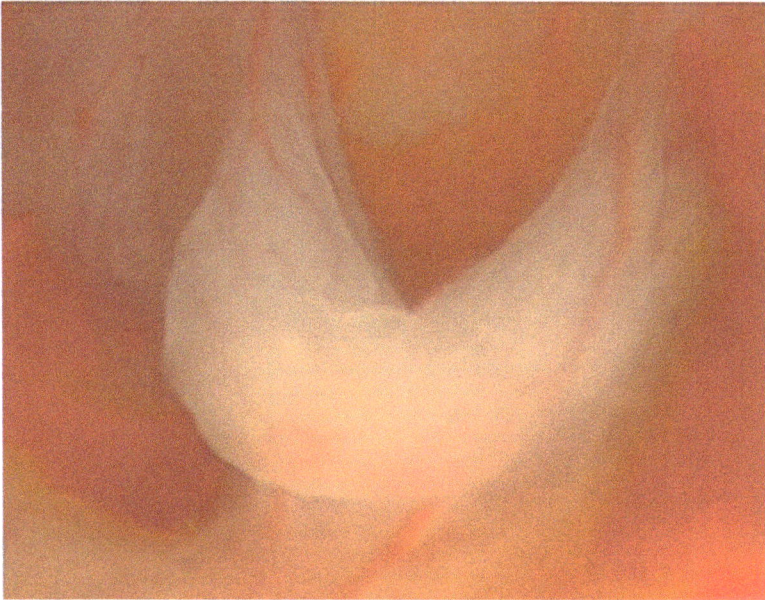

66jährige Patientin

1. Klinische Diagnose	Blutungsstörungen unter Hormonsubstitution
2. Anamnese	Blutungsstörungen seit 2 Jahren unter Gynodian Depot[R] und Uterogest[R], Verdacht auf Ovarialfibrom rechts, bekannter Uterus myomatosus
3. Sonographie	Endometriumdicke: 10 mm
4. Hysteroskopie	**Ausgedehnte polypöse Strukturen, Hinterwand mit 2 isolierten kleinen Polypen**
5. Therapie	Fraktionierte Abrasio Laparoskopie: Uterus myomatosus, Adnexe bds. unauffällig
6. Histologie	Einfache adenomatöse Hyperplasie ohne Atypien → LAVH cum Adnexektomie beidseits

9. Hysteroskopie bei sonographisch auffälligen Endometriumbefunden

Indikationen

1. Hoch aufgebautes Endometrium in der Postmenopause (> 9 mm) (s. Tab. 6)
2. Endometriumhyperplasie in der Perimenopause bei negativem Gestagentest (s. S. 119)
3. Intrauteriner Befund (Polyp, Myom) mit Beschwerden oder Größenzunahme
4. Serometra mit Beschwerden oder Größenzunahme
5. Sonographisch auffälliges Endometrium unter Hormonsubstitution (s. Tab. 6)
6. Sonographisch auffälliges Endometrium unter Tamoxifen

Tab. 6: Empfehlungen zur Diagnostik bei asymptomatischen Frauen mit und ohne HRT (nach Römer, Rabe, Duda, Foth) 2004, Leitlinien der Deutschen Gesellschaft für Gynäkologie und Geburtshilfe

Doppelte Endometriumdicke	Zyklische HRT[a]	Kontinuierlich-kombinierte HRT	keine HRT
Hysteroskopisch-histologische Abklärung	≥13 mm[b]	≥9 mm	≥9 mm
Kontrolle in 2–3 Monaten	9–12 mm	5–8 mm	5–8 mm
Ohne Konsequenz	≥8 mm	≥4 mm	≥4 mm

[a] Messung nach der Abbruchblutung
[b] mindestens in 2 Zyklen

Sonographisch gestützter Gestagentest

Hochaufgebautes Endometrium (z. B. 12 mm)

↓

12 Tage 2 mg Norethisteronacetat

↓

Blutung

↓

Kontroll-Sonographie nach Blutung ────────┐

↓   ↓

Endometriumdicke < 5 mm   Endometriumdicke > 5 mm

↓   ↓

keine Abklärung notwendig   Hysteroskopie und Histologie
(ggf. Gestagenprophylaxe)   zur Abklärung

Merke: Bei fehlender adäquater Reduktion der Endometriumdicke nach Gestagengabe muss eine Abklärung erfolgen, um ein Endometriumkarzinom auszuschließen (häufigste Ursache: Corpuspolyp, therapieresistente Endometriumhyperplasie).

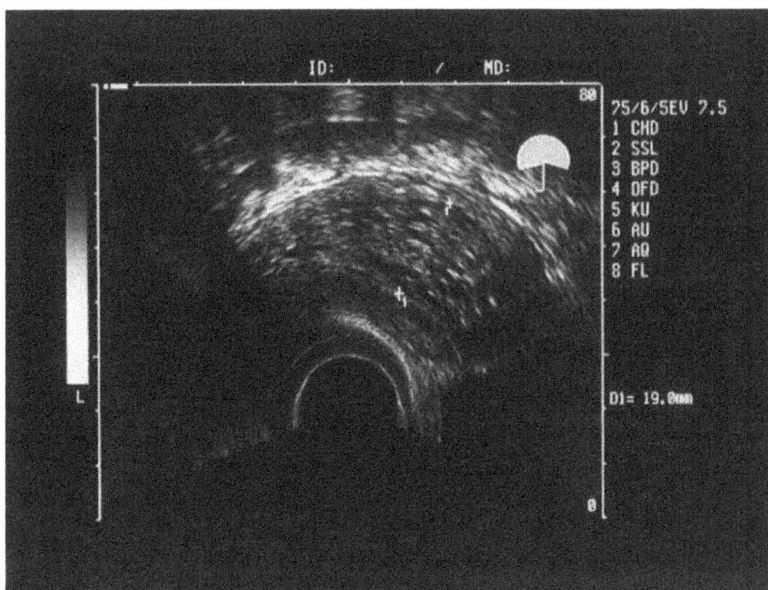

Sonographisches Bild einer Endometriumhyperplasie.

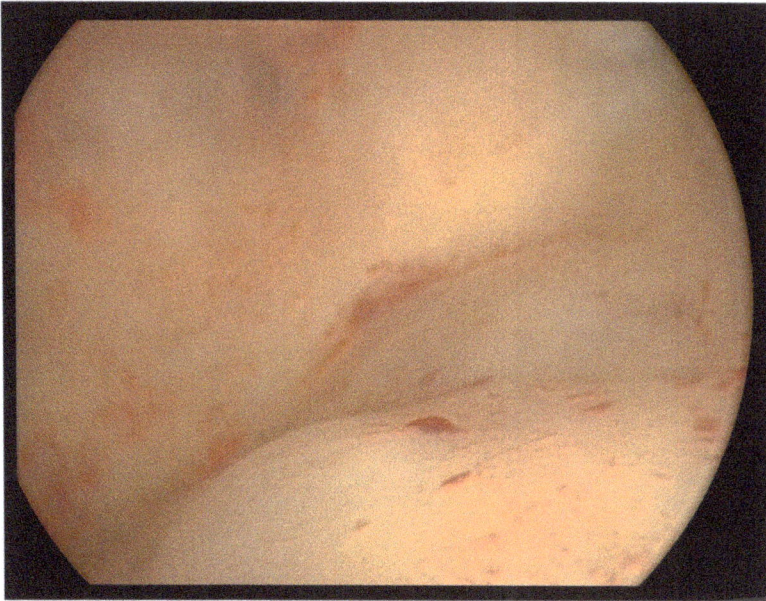

79jährige Patientin

1. Klinische Diagnose	Sonographisch suspektes Endometrium Postmenopause
2. Anamnese	Menopause vor 25 Jahren, keine HRT
3. Sonographie	Endometriumdicke: 14 mm
4. Hysteroskopie	**2 flache fibrosierte Corpuspolypen Hinterwand**
5. Therapie	Fraktionierte Abrasio und Targetkürettage, Hinterwand; Kontroll-Hysteroskopie: unauffällig
6. Histologie	Fibrosierte Corpuspolypen

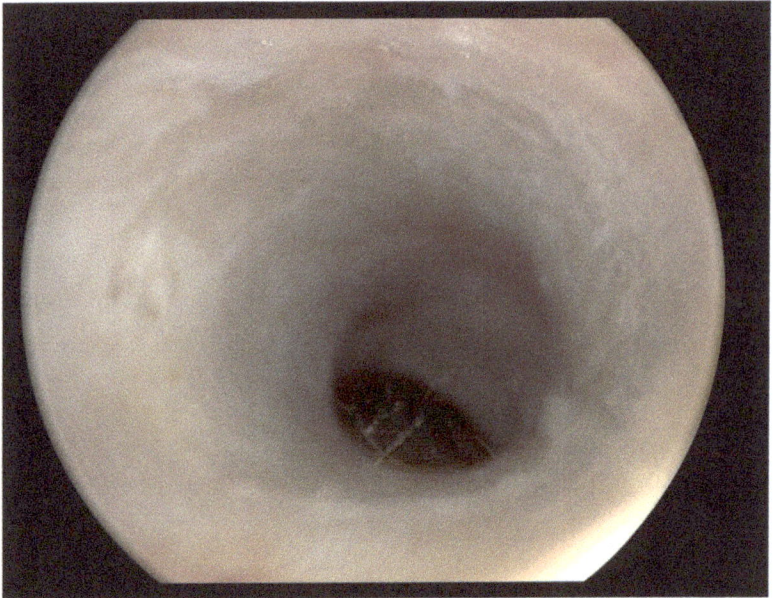

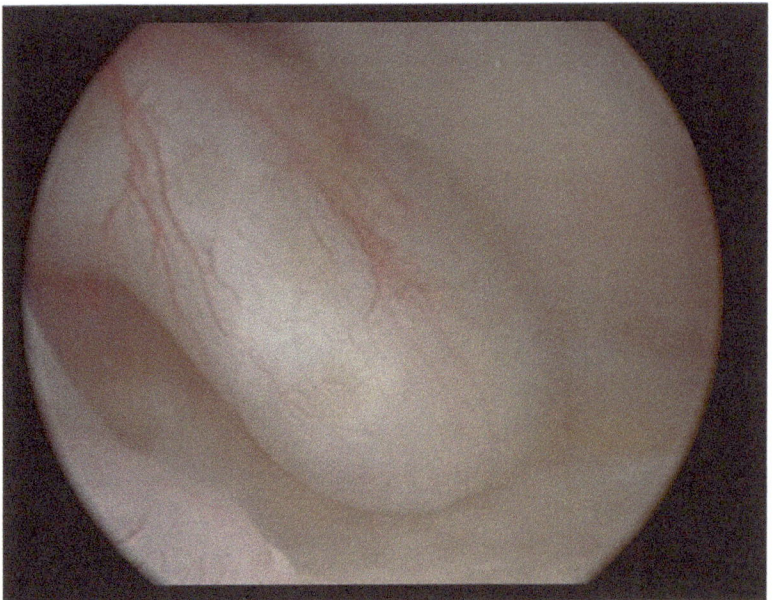

75jährige Patientin

1. Klinische Diagnose	Corpuspolyp, keine Blutungen
2. Anamnese	Gewichtsabnahme, MRT: Verdacht auf Zervixprozess, Zytologie: unauffällig
3. Sonographie	Endometriumdicke: 18 mm
4. Hysteroskopie	**Zervix unauffällig. Großer Corpuspolyp Hinterwand**
5. Therapie	Fraktionierte Abrasio und Polypentfernung mit Fasszange
6. Histologie	Glandulärer Corpuspolyp

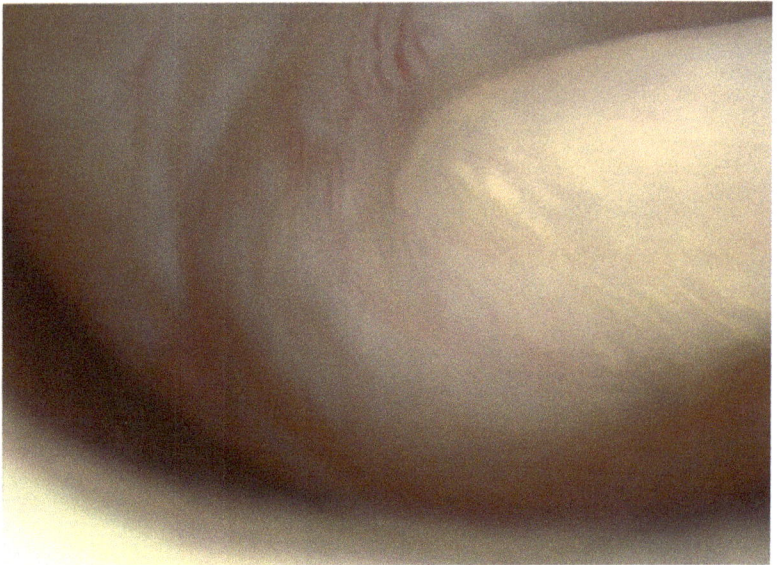

85jährige Patientin

1. Klinische Diagnose   Sonographisch suspektes Endometrium in der Postmenopause

2. Anamnese   Menopause vor 30 Jahren, jetzt großer gut darstellbarer intracavitärer Prozess sonographisch nachweisbar keine Blutungen, keine Beschwerden

3. Sonographie   Endometriumdicke: 20 mm, echodicht, gut durchblutete, intracavitäre Struktur

4. Hysteroskopie   Großer Corpuspolyp, das gesamte Cavum einnehmend, zum Teil nekrotisch verändert

5. Therapie   Versuch der Polypentfernung mit Fasszange (gelingt nur unvollständig) → hysteroskopische Polypresektion

6. Histologie   Corpuspolypen mit Anteilen einer atypischen adenomatösen Hyperplasie → Vaginale Hysterektomie (ohne Morcellement) Histologie: Keine weiteren Hyperplasieanteile

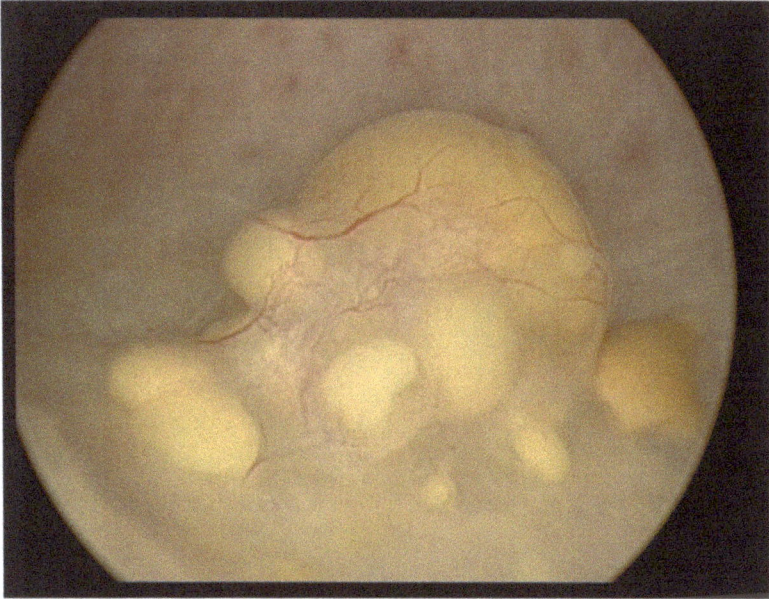

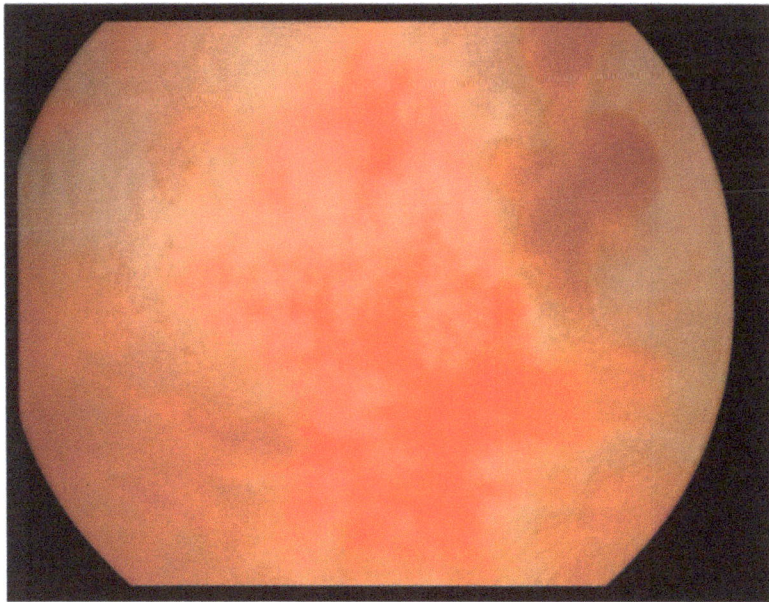

75jährige Patientin

1. Klinische Diagnose	Sonographisch suspektes Endometrium in der Postmenopause
2. Anamnese	Keine Blutung und Beschwerden, vor 2 Jahren Hysteroskopie und Abrasio bei Corpuspolypen
3. Sonographie	Endometriumdicke: 10 mm (mit Zunahme in den letzten 6 Monaten)
4. Hysteroskopie	**Hinterwand Corpuspolypen**
5. Therapie	Fraktionierte Abrasio mit intraoperativer unauffälliger Kontroll-Hysteroskopie (s. zweites Bild)
6. Histologie	Fibroglandulärer Polyp ohne Malignität

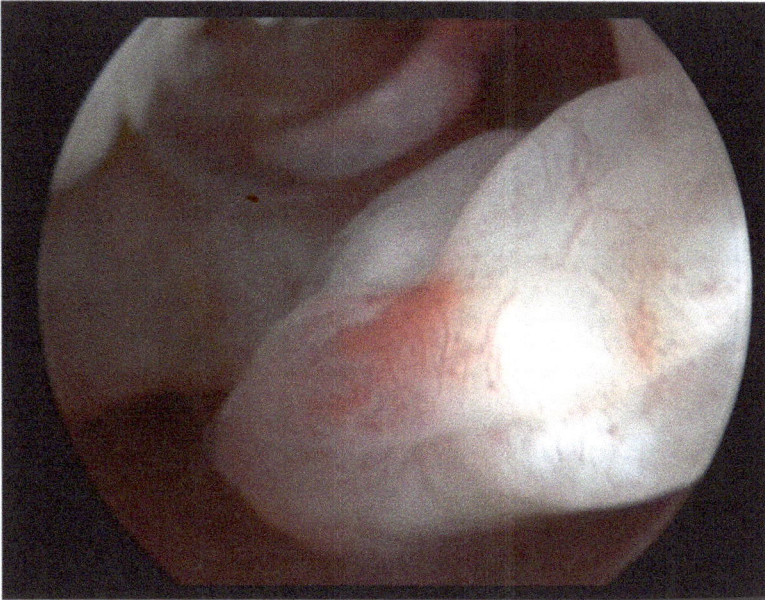

80jährige Patientin

1. Klinische Diagnose	Sonographisch suspektes Endometrium
2. Anamnese	Keine Blutung, keine Beschwerden
3. Sonographie	Endometriumdicke: 18 mm
4. Hysteroskopie	**2 stark vaskularisierte Corpuspolypen im Fundusbereich**
5. Therapie	Fraktionierte Abrasio und Polypextraktion mit Polypfasszange Intraoperative Kontroll-Hysteroskopie: Cavum leer
6. Histologie	Glandulär-zystische Corpuspolypen ohne Malignität

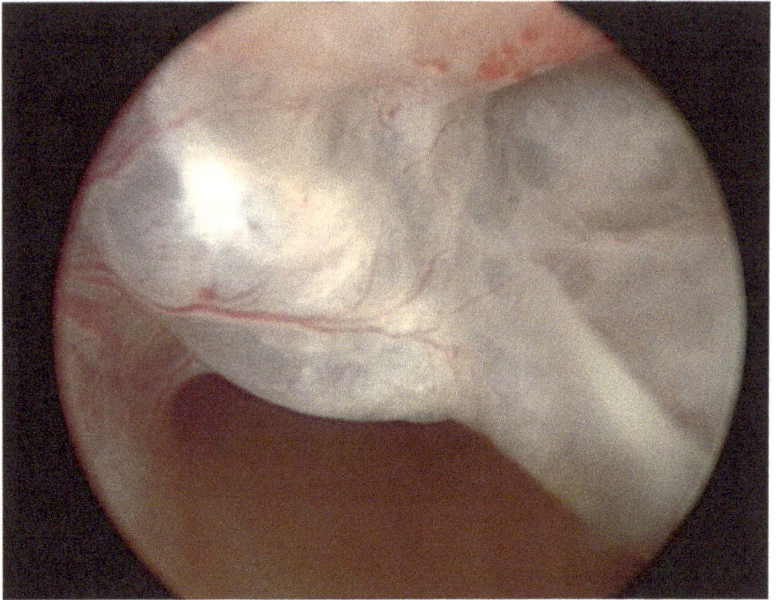

83jährige Patientin

1. Klinische Diagnose	Corpuspolyp
2. Anamnese	Sonographisch auffälliger Befund bei Vorsorge, keine Beschwerden und keine Blutungen
3. Sonographie	Endometriumdicke: 18 mm
4. Hysteroskopie	**Suspekter Corpuspolyp (weich bröcklig)**
5. Therapie	Fraktionierte Abrasio und Polypentfernung
6. Histologie	Fibroglandulärer Corpuspolyp ohne Malignität

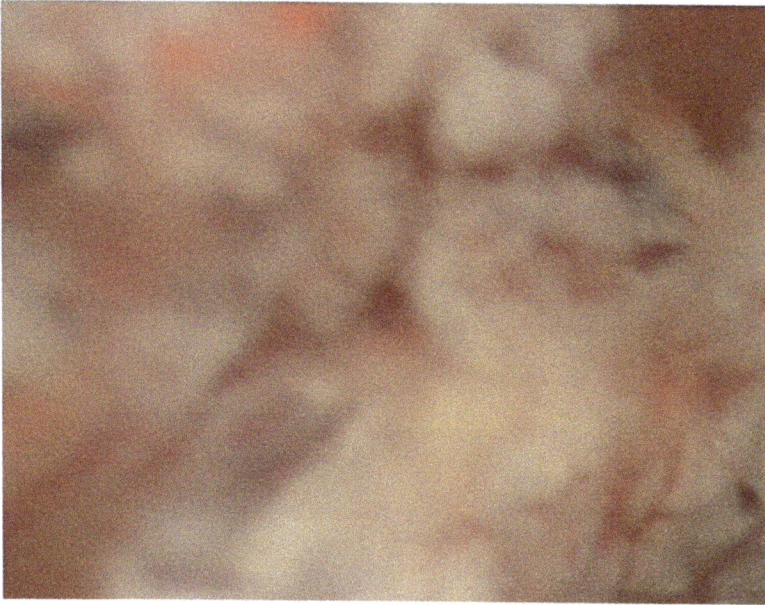

69jährige Patientin

1. Klinische Diagnose	Sonographisch suspektes Endometrium
2. Anamnese	Menopause vor 15 Jahren
3. Sonographie	Endometriumdicke: 6 mm, Intracavitäre Struktur 1,2 × 1,0 cm (Verdacht auf Corpuspolyp)
4. Hysteroskopie	**Isoliertes gefäßreiches hyperplastisches Areal rechte Seitenwand**
5. Therapie	Fraktionierte Abrasio Längslaparotomie, Hysterektomie mit Adnexektomie beidseits, pelvine und paraortale Lymphonodektomie
6. Histologie	Adenosquamöses Karzinom G2 Endgültige Histologie: Corpuskarzinom Ib G2 N0 (0/38)

Endometrium und Tamoxifen

1. Endometriumhyperplasien unter Tamoxifen entstehen dosis- und zeitabhängig.
2. Blutungsstörungen unter Tamoxifen bedürfen einer konsequenten Abklärung.
3. Endometriumhyperplasien unter Tamoxifen sprechen nicht auf eine Gestagentherapie an (Ursache: Stromahyperplasie).
4. Bei asymptomatischen Patienten mit Tamoxifen-Therapie ist die sonographische Kontrolle des Endometriums jährlich empfehlenswert.
5. Bei Wachstumstendenz des Endometriums (Endometriumdicke >12 mm) ist eine Abklärung notwendig.
6. Da mit einer einfachen Abrasio häufig kein Endometrium zur Histologie gewonnen werden kann, muss ggf. eine 4-Quadranten-Resektion (mit dem Resektoskop) erfolgen.

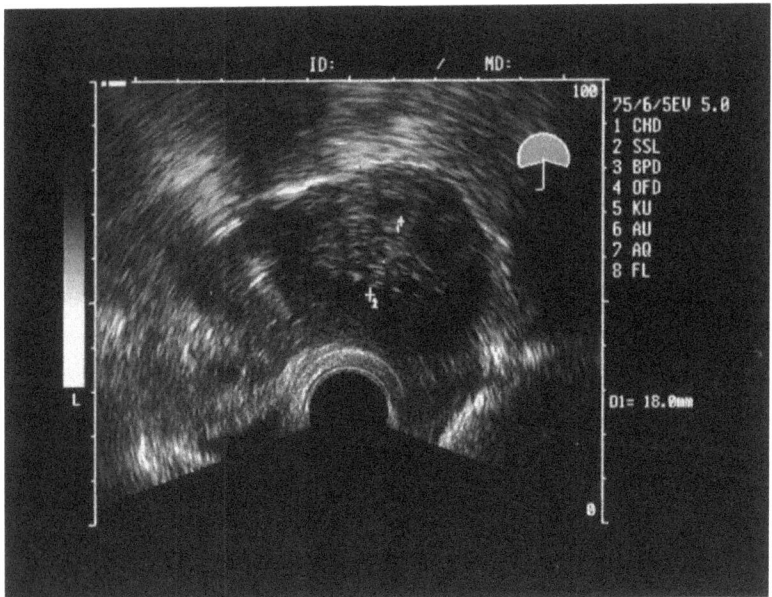

Sonographisches Bild einer Endometriumhyperplasie unter Tamoxifen-Therapie.

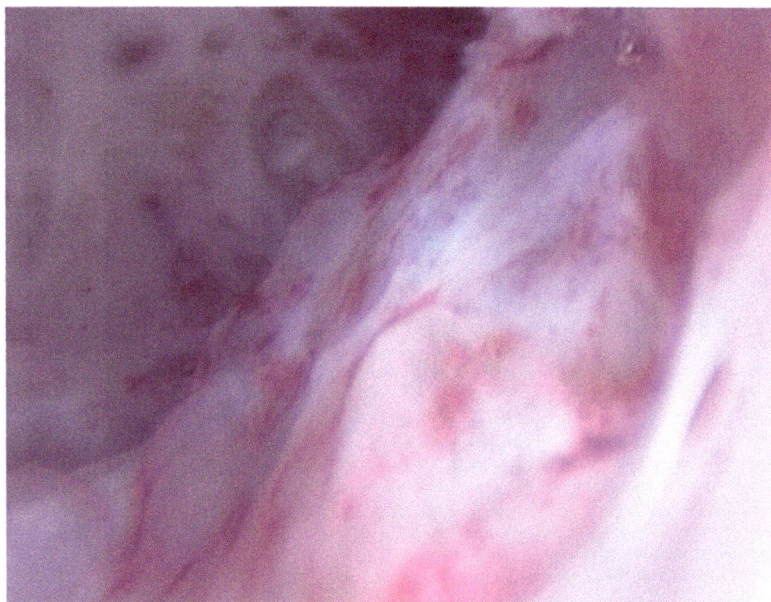

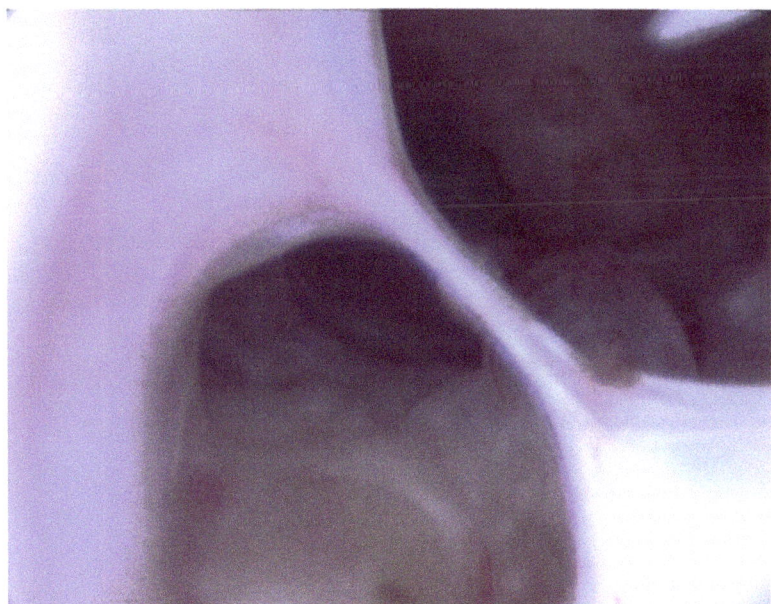

83jährige Patientin

1. Klinische Diagnose	Endometriumhyperplasie unter Tamoxifen
2. Anamnese	Vor 2 Jahren rezeptorpositives Mammakarzinom, seitdem Tamoxifen 20 mg/d
3. Sonographie	Endometriumdicke: 15 mm
4. Hysteroskopie	**Polypöses Endometrium Hinterwand, Zervixstenose mit Adhäsionsstrang**
5. Therapie	Fraktionierte Abrasio
6. Histologie	Proliferatives Endometrium

10. Hysteroskopie und Lost-IUP/IUS

1. Der Lost-IUP stellt eine der klassischen Indikationen zur Hysteroskopie dar.
2. Zunächst sollte per Sonographie der intrauterine Nachweis des IUP/IUS erfolgen.
3. Die häufigste Indikation ergibt sich aus einem Abreißen der IUP-Fäden beim Versuch der Extraktion.
4. Die Entfernung kann durch den hysteroskopischen Nachweis des IUP und das Eingehen mit einer schmalen Fasszange erfolgen. Alternativ kann unter hysteroskopischer Sicht über dem Arbeitskanal mit einer Fasszange eingegangen werden und der IUP/IUS durch Zurückziehen des gesamten Instrumentes entfernt werden.

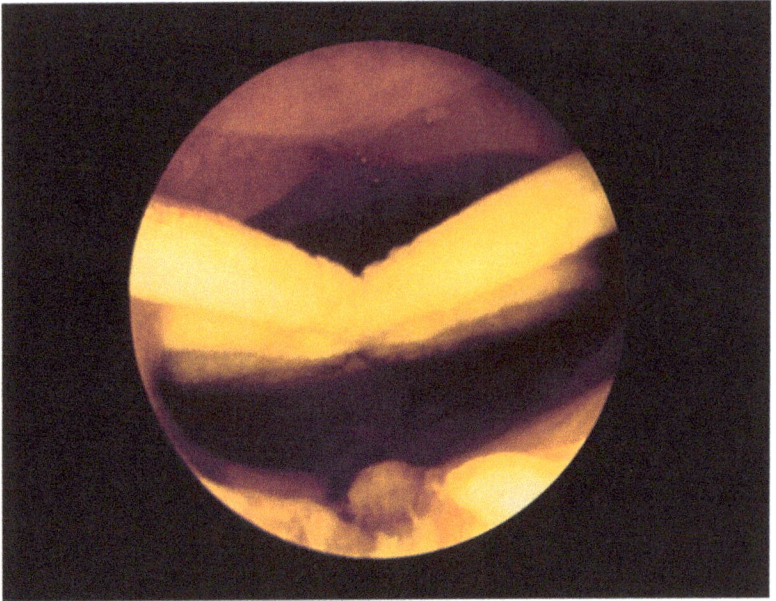

35jährige Patientin

1. Klinische Diagnose	Lost-IUP
2. Anamnese	Seit 8 Jahren IUP in situ, bei Extraktions- versuch Fäden abgerissen.
3. Sonographie	IUP liegt regelrecht im Cavum uteri
4. Hysteroskopie	**IUP regelrecht im Cavum (Typ DANA)**
5. Therapie	Extraktion per hysteroscopiam mit Fass- zange, die über Arbeitskanal eingeführt wird

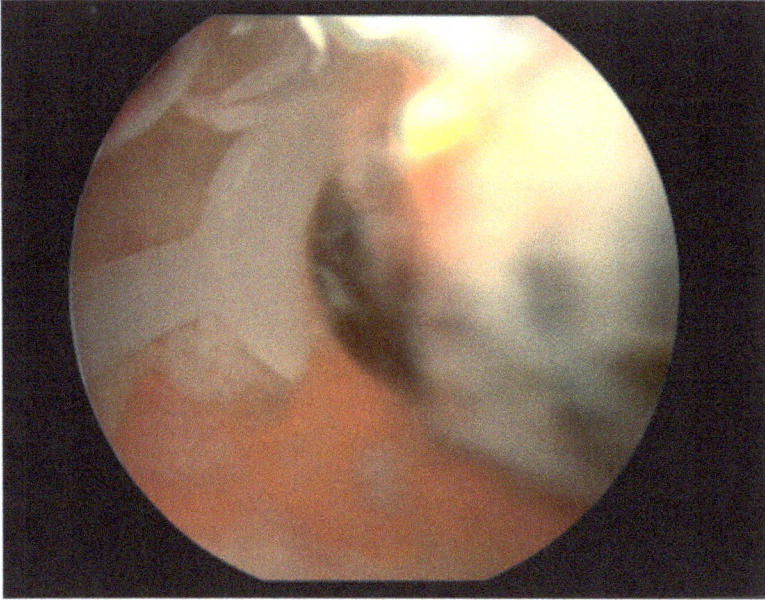

38jährige Patientin

1. Klinische Diagnose	Geplanter IUP-Wechsel im Rahmen einer Laparoskopie
2. Anamnese	3 Jahre Kupfer-IUP, jetzt Verdacht auf Dislokation
3. Sonographie	IUP disloziert
4. Hysteroskopie	**Dislozierter Kupfer-IUP**
5. Therapie	IUP-Extraktion und Neueinlage
6. Histologie	Keine

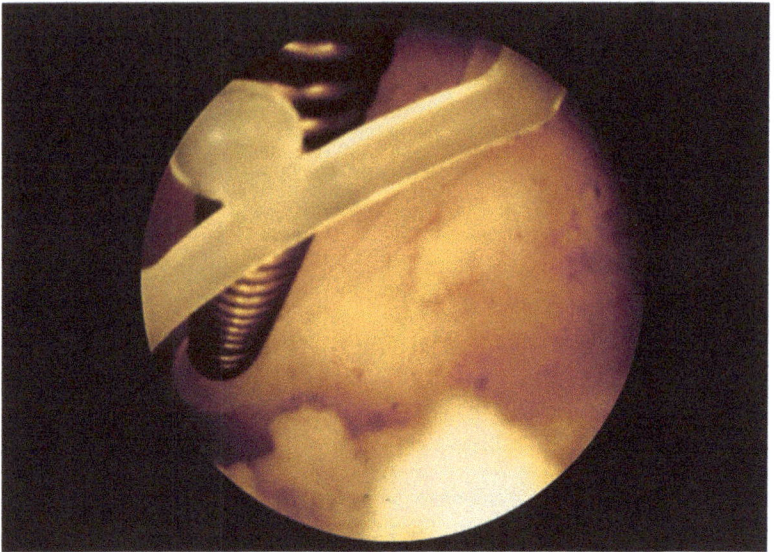

43jährige Patientin

1. Klinische Diagnose	Blutungsstörungen bei liegendem IUP (Multiload)
2. Anamnese	Seit 3 Jahren IUP in situ, seit 6 Monaten rezidivierend Zwischenblutungen und Hypermenorrhoen
3. Sonographie	IUP disloziert Endometriumdicke: 10 mm
4. Hysteroskopie	**IUP liegt schräg im Cavum uteri, kontrazeptive Sicherheit eingeschränkt**
5. Therapie	IUP-Extraktion und fraktionierte Abrasio
6. Histologie	Proliferatives Endometrium

Merke: Eine Endometriumbeurteilung bei Blutungsstörungen unter IUP sollte stets vor der IUP-Extraktion erfolgen, da sonst artifizielle Endometriumläsionen die Diagnostik einschränken.

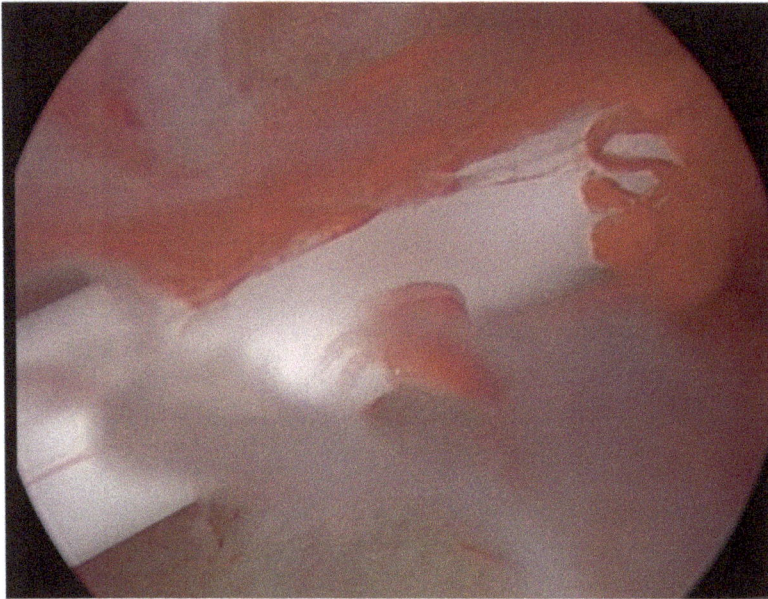

42jährige Patientin

1. Klinische Diagnose	Dauerblutungen unter MIRENA
2. Anamnese	MIRENA seit 6 Monaten, darunter rezidivierende Dauerblutungen, Gestagentherapie ohne Erfolg
3. Sonographie	MIRENA schräg im Cavum lokalisiert Endometriumdicke: 8 mm
4. Hysteroskopie	**MIRENA schräg im Cavum liegend, Endometriumhyperplasie Hinterwand**
5. Therapie	IUS-Extraktion und fraktionierte Abrasio
6. Histologie	Proliferatives Endometrium
7. Empfehlung	Endometriumresektion bei abgeschlossener Familienplanung

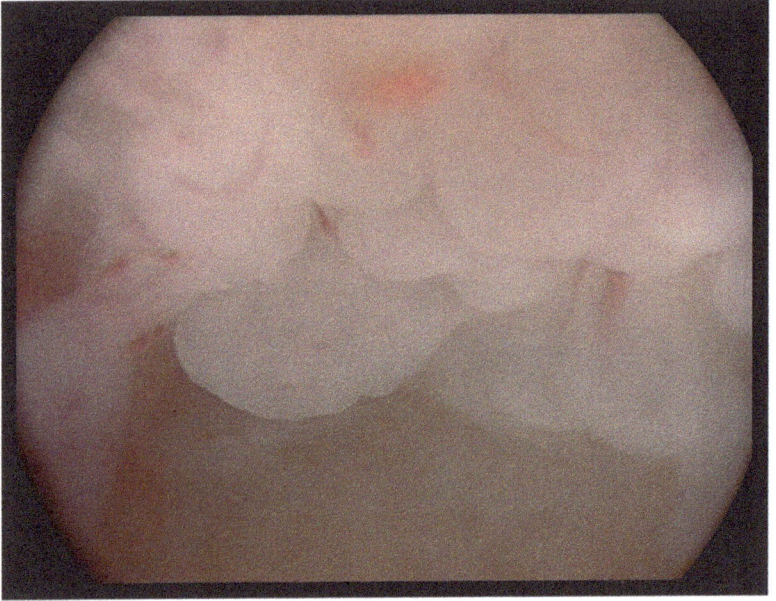

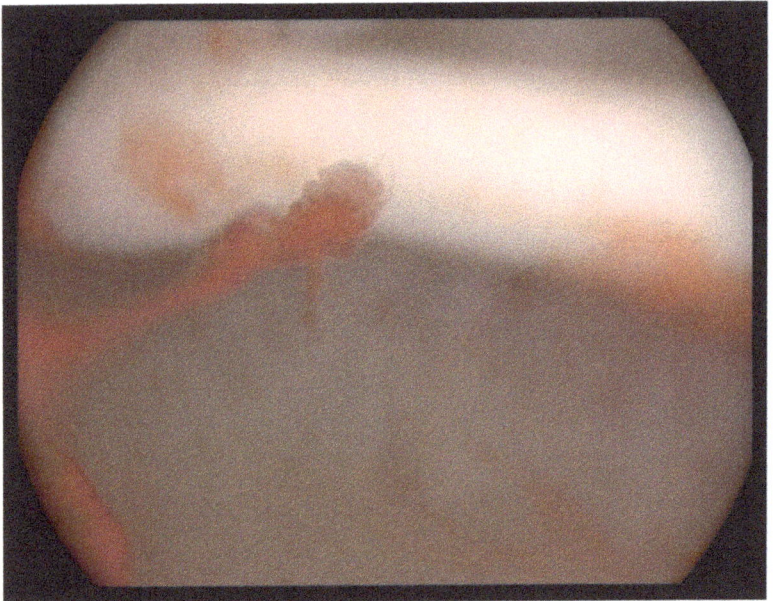

52jährige Patientin

1. Klinische Diagnose   Blutungsstörungen bei liegender MIRENA
und großem Uterus (SL = 13,0 cm)

2. Anamnese   Seit 6 Monaten bei liegender MIRENA
rezidivierende Dauerblutungen bei
adipöser Patientin
Uterus deutlich hyperplastisch ohne
isolierte Myome

3. Sonographie   Uterushyperplasie, MIRENA im großen
Cavum deutlich disloziert

4. Hysteroskopie   **MIRENA liegt schräg im Cavum,
Endometriumhyperplasie**

5. Therapie   MIRENA-Extraktion
Fraktionierte Abrasio,
Neueinlage MIRENA unter hysteroskopischer Sicht (auf dringendem Wunsch der
Patientin, die derzeit weiterführende operative Therapie ablehnt, orale Gestagene
sind kontraindiziert)

6. Histologie   Einfache Hyperplasie

11. Seltene Kasuistiken

Plazentarest

1. Plazentareste können nach längerer Zeit nekrotisch werden oder verkalken.
2. Bei Plazentationsstörungen (Placenta accreta oder increta) kann die Entfernung ohne genaue Lokalisation erschwert sein.
3. Die hysteroskopische Diagnostik und gezielte Entfernung (ggf. auch operativ) ist hier die Therapie der Wahl.
4. Bei sehr großen soliden Resten sind ggf. auch mehrere Sitzungen notwendig.

Adhäsionen nach IUS

Intrauterine Adhäsionen nach IUS sind absolute Raritäten und nur durch lokale Entzündungsvorgänge am Endometrium zu erklären.

Endometritis

Eine Endometritis ist selten eine Ursache von Blutungsstörungen und stellt meist einen Zufallsbefund dar.

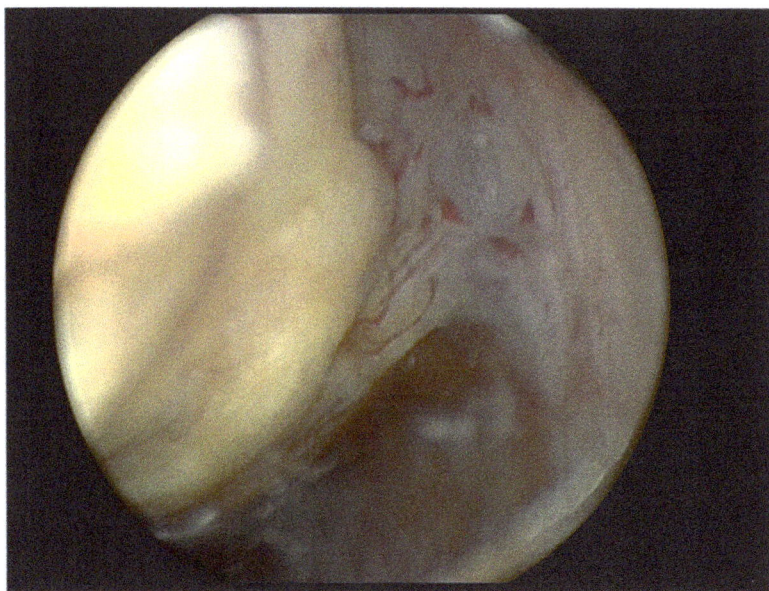

33jährige Patientin

1. Klinische Diagnose	Sonographisch suspekte Plazentareste und persistierende HCG-Werte
2. Anamnese	Missed abortion 13. SSW Abortabrasio, danach sonographisch Verdacht auf Plazentareste, 3 × extern Hysteroskopie und Abrasio mit postoperativ persistierendem Sonographiebefund, danach 3 Zyklen Methotrexat-Therapie (wegen erhöhter HCG-Werte)
3. Sonographie	Gut darstellbarer z. T. verkalkter Plazentarest von 2,0 × 2,2 cm
4. Hysteroskopie	**Linke Tubenecke und Seitenwand z. T. verkalkt und nekrotischer Plazentarest**
5. Therapie	Operative Hysteroskopie: Resektion der Plazentareste
6. Histologie	Nekrotische Plazentaanteile, keine Malignität

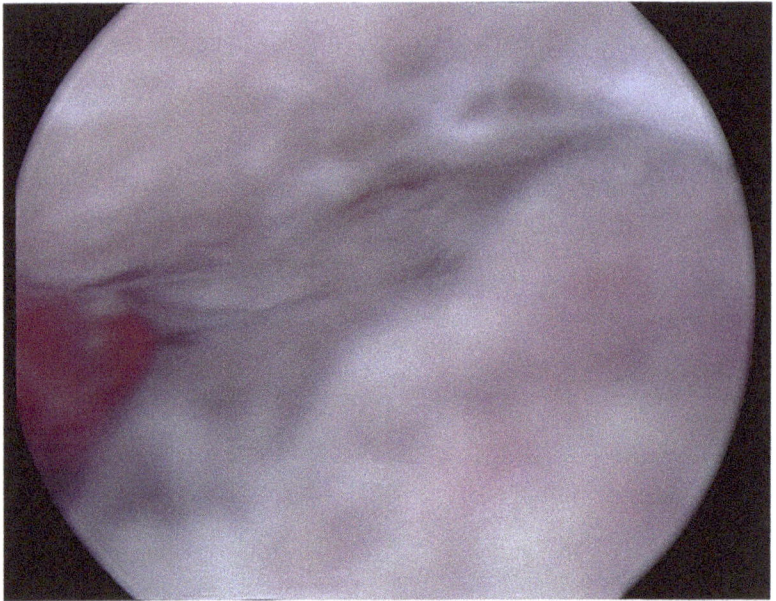

24jährige Patientin

1. Klinische Diagnose	Plazentarest bei Placenta accreta
2. Anamnese	Spontanpartus vor 3 Monaten, danach ein persistierender großer solider intracavitärer Befund, rezidivierende Blutungen, außerhalb dreimal frustrane Abrasiones
3. Sonographie	70 × 60 mm großer gut durchbluteter solider intracavitärer Befund, das gesamte Cavum auftreibend
4. Hysteroskopie	**Großer das gesamte Cavum auftreibender, z. T. nekrotischer Plazentarest**
5. Therapie	Plazentaresektion mittels bipolarer Hysteroskopie in 2 Sitzungen
6. Histologie	Nekrotischer Plazentarest (240 g)

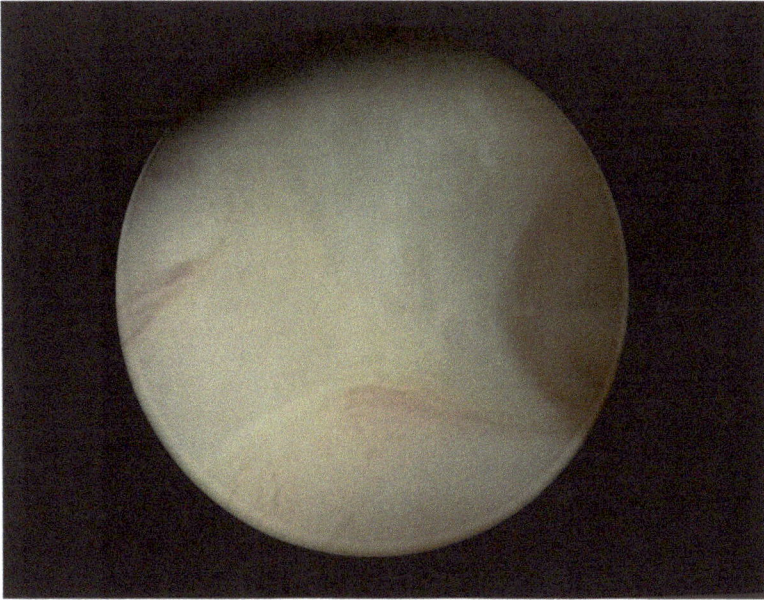

35jährige Patientin

1. Klinische Diagnose	Sekundäre Amenorrhoe seit MIRENA-Entfernung vor 9 Monaten
2. Anamnese	5 Jahre MIRENA zur Verhütung, nach Entfernung sekundäre Amenorrhoe, Hormonstatus: unauffällig, durch Estrogensubstitution keine Induktion von Blutungen möglich, Verdacht auf intrauterine Adhäsionen
3. Sonographie	Kein Endometrium nachweisbar
4. Hysteroskopie	**Intrauterine Adhäsionen Grad 3 rechte Seite**
5. Therapie	Intrauterine Adhäsiolyse

Endometritis

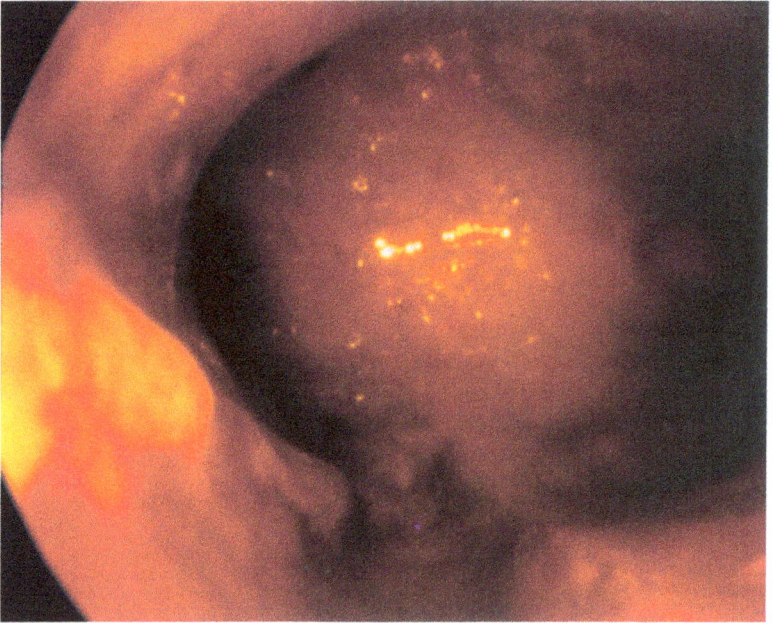

1. Indikation	Postmenopausenblutung
2. Hysteroskopie	Gesamtes Cavum gerötet, Endometrium berührungsempfindlich und leicht blutend (siehe Hinterwand).
5. Diagnose	Endometritis

Merke: Rötung des gesamten Cavums — dringender Verdacht auf Endometritis.

12. Komplikationen

1. Endometritis/Adnexitis 0,01 %
2. Kreislaufdysregulation 3–5 % (ohne Narkose)
3. Via falsa (Zervikalkanal) 2 %
4. Perforation 0,1 %
5. Embolie (Einzelfälle)
6. Tumorzellverschleppung

Merke: Bei Beachtung aller Sicherheitsaspekte liegt die Gesamtkomplikationsrate der diagnostischen Hysteroskopie unter 1 Promille.

Merke: Durch die CO_2-Hysteroskopie ist eine Verschleppung von Tumorzellen ausgeschlossen.

Merke: Bei der Flüssigkeitshysteroskopie ist die Verschleppung vitaler Tumorzellen sehr unwahrscheinlich.

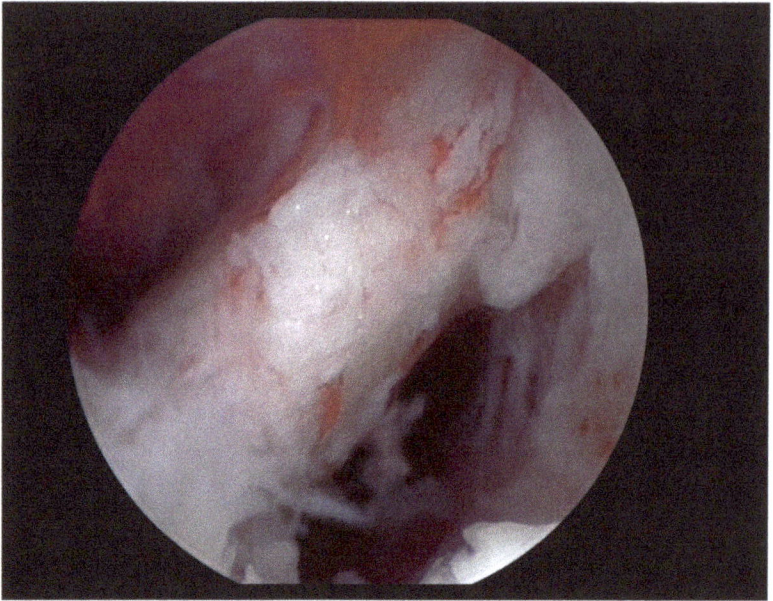

43jährige Patientin

1. Klinische Diagnose	Rezidivierende Hyper- und Dysmenor-rhoe
2. Anamnese	Seit 3 Jahren zunehmende Hyper- und Dysmenorrhoe, abgeschlossene Familienplanung
3. Sonographie	Verdacht auf Adenomyosis (hyperplastisches Myometrium), Endometriumdicke: 8 mm (post menstruationem)
4. Hysteroskopie	**Via falsa, an der Hinterwand bei Zervixstenose, nach Zurückziehen des Hysteroskopes Darstellung des richtigen Weges bei 11 Uhr.**
5. Therapie	LASH
6. Histologie	Adenomyosis uteri

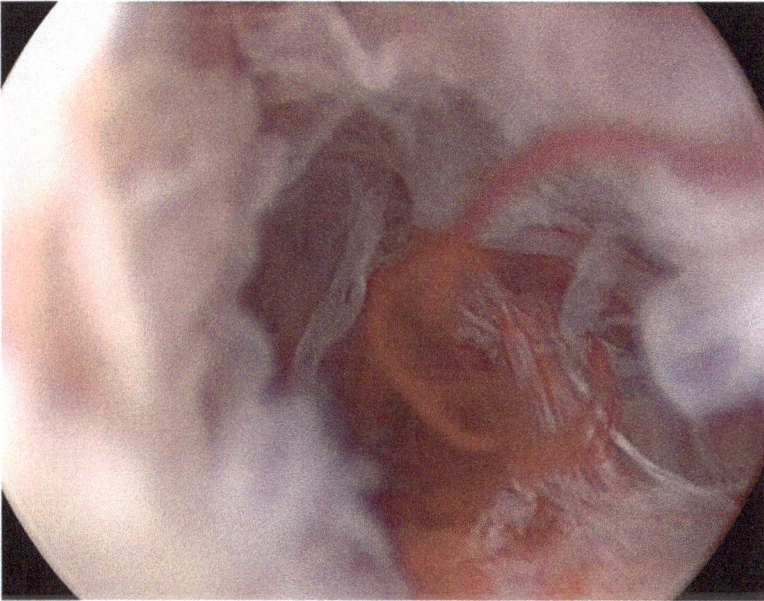

84jährige Patientin

1. Klinische Diagnose	Postmenopausenblutung
2. Anamnese	Seit 1 Monat stärkere vaginale Blutung, Menopause vor 30 Jahren
3. Sonographie	Endometriumdicke: 14 mm
4. Hysteroskopie	**Bei Craurosis vorsichtige Dilatation mit kleinsten Hegarstiften** **→ Eingehen mit Hysteroskop** **→ Perforation der Hinterwand mit Blutung**
5. Therapie	Vaginale Hysterektomie
6. Histologie	Zervixmyom, Corpuspolyp

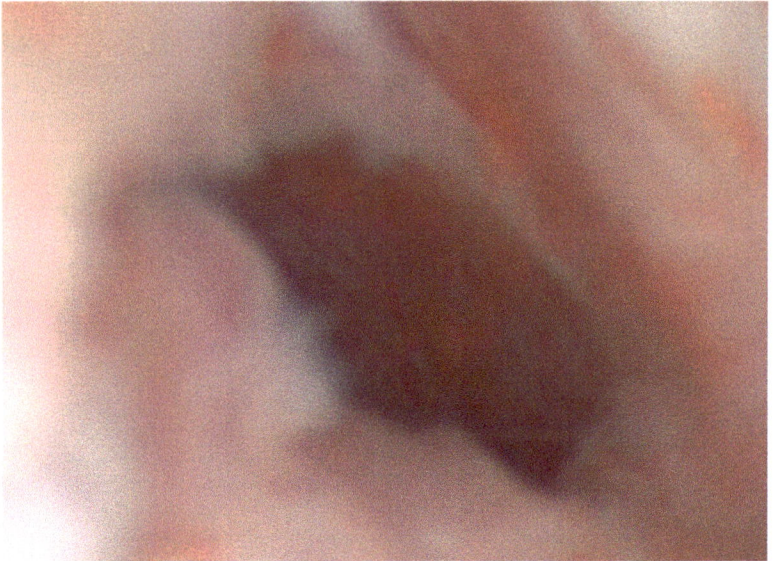

38jährige Patientin

1. Klinische Diagnose	Sekundäre uterine Amenorrhoe
2. Anamnese	Spontanpartus vor 9 Monaten mit postpartaler Kürettage wegen Plazentarest (positiv), danach sekundäre Amenorrhoe
3. Sonographie	Endometrium nur bruchstückhaft nachweisbar, keine Hämatometra
4. Hysteroskopie	**Zervixstenose**
	Intrauterine Adhäsionen Grad 3 (rechte Cavumhälfte komplett verlegt)
	Kleine Fundusperforation
5. Therapie	Zervixdilatation Abbruch der Operation Antibiotikaprophylaxe → Hysteroskopische Adhäsiolyse erfolgte 4 Monate nach Abheilen der Perforation ohne Probleme
6. Histologie	Keine

13. Zusammenfassung

Vorteile der diagnostischen Hysteroskopie

– einfache, ambulant durchführbare Methode
– direkte Betrachtung des Cavum uteri
– exakte Lokalisation pathologischer intrauteriner Befunde
– direkte Biopsie
– hohe Übereinstimmung mit histologischen Befunden
– in der Sterilitätsdiagnostik der Sonographie und Hysterosalpingographie deutlich überlegen
– bei Blutungsstörungen schließt die Hysteroskopie eine diagnostische Lücke zwischen Vaginalsonographie und Abrasio
– frühzeitige Information der Patientin.

Die diagnostische Hysteroskopie ist heute eine Standardmethode in der Gynäkologie.

14. Abkürzungsverzeichnis

ESGE	European Society of Gynecological Endoscopy
HRT	Hormonersatztherapie
ICSI	Intrazytoplasmatische Spermieninjektion
IUA	Intrauterine Adhäsionen
IUP	Intrauterinpessar
IUS	Intrauterinsystem
IVF	In-vitro-Fertilisation
LASH	Laparoskopisch suprazervikale Hysterektomie
LAVH	Laparoskopisch assistierte vaginale Hysterektomie
MRT	Magnetresonanztomographie
SSW	Schwangerschaftswoche
ZT	Zyklustag

Reihe Frauenärztliche Taschenbücher

Andreas D. Ebert

Endometriose

Ein Wegweiser für die Praxis

2. überarb. Aufl. 2006. XII, 120 Seiten.
57 Abb. 8 Tab. Broschur.
€ [D] 19,95 / sFr 32,-
ISBN 978-3-11-018984-1

Andreas D. Ebert
Endometriose
Ein Wegweiser
für die Praxis
2., überarbeitete Auflage

Frauenärztliche
Taschenbücher
de Gruyter

Millionen Frauen leiden weltweit unter Endometriose. Diese sehr häufige gutartige Tumorerkrankung beeinträchtigt die Betroffenen, ihre Partnerschaft und Sexualität, die Familie und die berufliche Entwicklung durch Schmerzen und Unfruchtbarkeit.

Die erste Auflage des Buches war schnell vergriffen, was den dringenden Bedarf nach aktuellen Informationen bei Ärzten und betroffenen Frauen belegt. Die 2. überarbeitete Auflage berücksichtigt alle neuen Erkenntnisse und Entwicklungen hinsichtlich dieser Krankheit und schafft so das Fundament für eine wirksame Behandlung.

W
DE
G
de Gruyter
Berlin · New York

Neue Auflage!

Gunter Göretzlehner,
Christian Lauritzen,
Ulf Göretzlehner

Praktische Hormontherapie in der Gynäkologie

5. Auflage 2007. XIV, 411 Seiten. 181 Abb. 177 Tab. Br.
€ 78,– / sFr 125,–. ISBN 978-3-11-019044-1

Dieses Buch enthält eine praxisnahe Darstellung der Hormontherapie für den Frauenarzt, der sich mit endokrinologischen Funktionsstörungen und Krankheitsbildern beschäftigt. Neben den Grundlagen der Endokrinologie wurden hochaktuelle Themen, wie die hormonelle Behandlung von gynäkologischen Erkrankungen, Sterilität und Beschwerden in der Menopause sowie neue Wirkstoffe und aktualisierte Dosierungsschemata aufgenommen. Kapitel zu Differenzierungsstörungen oder Störungen in der Pubertät machen dieses Buch auch zum Leitfaden für den Kinderarzt und Allgemeinmediziner.

- ○ Komplett überarbeitet und aktualisiert.

- ○ Das Werk wurde an den aktuellen Stand der Präparate angepasst und enthält neue Dosierungsbeispiele und Therapievorschläge.

- ○ Mit neuen Abschnitten zu Biorhythmen und Epidemiologie.

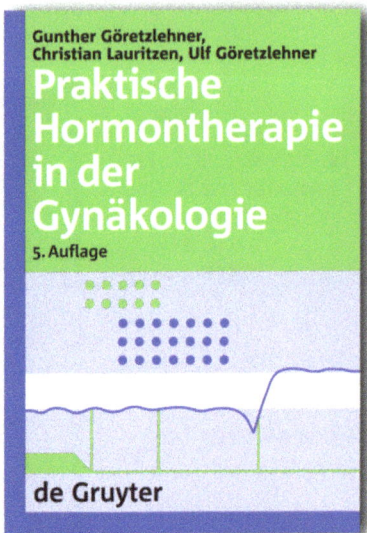

W
DE
G
de Gruyter
Berlin · New York

www.ingramcontent.com/pod-product-compliance
Lightning Source LLC
Chambersburg PA
CBHW042313210326
41598CB00042B/7374